影像研究与医学应用

李绍国 等◎主编

长江出版传媒 湖北科学技术出版社

图书在版编目(CIP)数据

影像研究与医学应用/李绍国等主编. -- 武汉：
湖北科学技术出版社，2022.7
ISBN 978-7-5706-2076-0

Ⅰ．①影… Ⅱ．①李… Ⅲ．①影像诊断 Ⅳ．
①R445

中国版本图书馆CIP数据核字(2022)第103503号

责任编辑：许可 　　　　　　　　　　　　　　　封面设计：胡博

出版发行:湖北科学技术出版社 　　　　　　　　电话:027-87679426
地　　址:武汉市雄楚大街268号 　　　　　　　 邮编:430070
　　　　(湖北出版文化城B座13-14层)
网　　址:http://www.hbstp.com.cn

印　　刷:山东道克图文快印有限公司 　　　　　邮编:250000

787mm×1092mm　　1/16 　　　　　　　　　11印张　　　254千字
2022年7月第1版 　　　　　　　　　　　　　　2022年7月第1次印刷
　　　　　　　　　　　　　　　　　　　　　　　　定价：88.00 元

前　言

　　近年来,随着电子技术的快速发展及自然科学理论的不断更新,以 X 射线、计算机断层扫描术(CT)、磁共振成像(MRI)等为主导的各种影像学技术也变得日新月异。它们在各自的领域为临床诊疗发挥着巨大的作用,令病变的发现更富有特征性、早期性、全面性。然而,这些诊断方法在敏感性、特异性、准确性及经济实用性方面各有其优缺点,因而迄今尚不能用某一种方法取代其他方法。故应根据不同疾病的特点做出选择,将多种方法结合,取长补短,才能更好地为临床诊断服务。为了普及和更新影像诊断学的相关知识和最新进展,进一步满足临床需要,帮助广大临床医师和影像技师在实际工作中更好地认识、了解疾病,正确地诊断与治疗疾病,并最终提高疾病的诊断率与治愈率,编者编写了本书。

　　本书首先介绍了影像学基础理论,包括 X 线、CT、MRI 成像的基本原理、常用检查方法、适应证及临床常用影像技术等内容;然后从临床表现、病理生理基础、检查方法的选择、疾病的影像学征象、诊断与鉴别诊断等方面对临床常见疾病的影像学诊断做了详细的论述。本书内容翔实、新颖,结构严谨,且能直观反映各类常见疾病的影像学特征,可读性高,总体上实现了基础与应用、影像与临床、局部与系统的高度结合,是一本集专业性、前沿性和可操作性于一体的影像诊断学专著,适合各级临床医师及各类影像专业工作者参考、研读。

　　由于编写时间仓促,书中难免存在不足之处,恳请各位读者予以指正,以便进一步修订完善。

编　者

目 录

第一章 绪 论

第一节 影像学发展简史

医学影像学是利用疾病影像表现的特点在临床医学上进行诊断的一门临床科学。医学影像学技术包括 X 线、计算机断层成像(CT)、超声成像、磁共振成像(MRI)和核素显像等。在近代高速发展的电子计算机技术推动下,医学影像学从简单地显示组织、器官的大体形态图像发展到显示解剖断面图像、三维立体图像、实时动态图像等,且不仅能显示解剖图像,还可反映代谢功能状态,使形态影像和功能影像更为有机地融合在一起。介入放射学则更进一步把医学影像学推进到了"影像和病理结合""诊断和治疗结合"的新阶段。医学影像学中不同的影像技术各具特点,互相补充、印证,具有精确、方便、快速、信息量大等特点,在临床诊断与治疗中发挥着巨大的作用。

从 1895 年德国物理学家伦琴发现 X 线至今已有 120 余年的历史,X 线透视和摄片为人类的健康做出了巨大的贡献。而影像医学作为一门崭新的学科,30 几年来以技术的快速发展和作用的日益扩大而受到普遍的重视。在我国县级以上城市的大医院中,影像学科已成为医院的重要科室,在医院的医疗业务、设备投资、科研产出等方面具有举足轻重的地位。临床医学影像学的研究范围包括 X 线诊断、CT 诊断、MRI 诊断、DSA 诊断、超声切面成像、核素成像及介入放射学等,担负着诊断和治疗两个方面的重任,已成为名副其实的临床综合学科。

影像医学的发展历程可以归纳为以下 6 个方面。第一,从单纯利用 X 射线成像向无 X 射线辐射的 MRI 和超声的多元化发展;第二,从平面投影发展到分层立体显示,如 CT、MRI 及超声切面成像均为断层图像,可以克服影像重叠的缺点;第三,从单纯形态学显示向形态、功能和代谢等综合诊断发展;第四,从胶片影像向计算机图像综合处理发展,以数字化存储传输和显像器显示代替胶片的载体功能;第五,从单纯诊断向诊断和治疗共存的综合学科发展,介入治疗正日益受到重视;第六,从大体诊断向分子水平诊断、治疗方向发展,即从宏观诊断向微观诊断和治疗方向发展,如组织器官功能成像和分子影像介入治疗等。影像医学的快速发展,既为本学科专业人员提供了良好的发展机遇,同时也提出了更高的要求。目前,影像学已逐渐分化形成神经影像学、胸部影像学、腹部影像学等二级分支学科,有利于影像科医师在充分掌握影像医学各种手段和方法后从事更加深入的医疗专业服务和科研发展。我国医学影像学发展虽起步较晚,但改革开放正赶上影像医学大发展时期,国家从提高人民健康水平的大局出发,加大了从国外引进的先进仪器设备的投入。我国现已拥有数十万台 CT 机、数万台 MRI 机和数以百万计的超声设备,影像医学专业人员队伍不断扩大、水平不断提高,影像医学正进入一个大发展的新阶段。

影像医学的发展有其技术进步的基础和临床医疗的需求两个方面的因素。首先,电子计算机技术的快速发展,使影像资料数字化,缩短了获取高质量图像的时间,并大大提高了影像的后处理能力,如图像的存储、传输、重建等。当前很多医院已实现了影像资料的计算机综合联网(PACS)。其次,特殊材料和技术的发展使 CT、MRI 和 DSA 等高精尖设备能大批量生产以供临床使用。但归根到底是临床对影像诊断需求的提高起了主导作用。影像诊断各种方法均具有无创伤的特点,且图像直观清楚,适应证广泛,使临床绝大多数患者均可通过影像诊断的方法做出定性、定位、定期和定量的细致评价,从而指导具体治疗方案的确定。因此,影像诊断方法的合理应用,可以大大提高综合医疗水平,从而指导临床制定正确的治疗方案。

第二节　影像学检查的类别

一、影像学检查的类别

医学影像学的范畴非常广泛,一般都是指 X 线、CT、MRI、血管造影和介入诊疗、超声成像、核医学影像等。这些技术都有各自特点,按照各自成像原理的不同,在临床上对于某些脏器或某些疾病特别有效。

二、各种影像学检查的共性

各种影像学检查,最初获得的都是影像资料。从影像到疾病诊断,需要阅片分析。分析的内容就是区分正常或异常,然后知道异常在哪里,有何特点。病灶影像的特点分析,包括影像大小、部位、病灶数量多少、密度或信号强度、内部特点、边缘特点、造影剂增强之后的变化特点、对周围脏器的影响等。通过这些分析,对照各脏器疾病谱特点,再结合临床表现,放射科医师就可以推断病灶的性质。这个过程就是定位和定性的推理过程。

所以放射影像的诊断过程,不是简单的设备打印出来诊断结果,而是要分析图像、结合临床来综合考虑、推断。

第三节　影像学检查的临床应用

一、各种检查方法对于病变显示的优缺点

如上所述,影像学检查目前有 X 线摄片、CT、MRI、超声成像、核医学成像,对于不同疾病的显示能力各有特点,但是任何一种检查无法取代另一种检查。这里就有一个如何合理选择检查方法的现实问题。

(一)X 线摄片和 CT

二者都是利用 X 线进行疾病显示,依靠的是形态学和密度的特点显示,任何疾病在病理上还没有形态或者密度变化时,X 线摄片和 CT 就不可能显示。CT 显示疾病的能力远超过 X 线摄片。例如,肝脏的肿瘤,可能在密度上较正常肝脏组织仅略微低一些,此时拍摄 X 线片无法显示这些微小的密度差别。而 CT 密度分辨率提高,可以显示这些微小的差别。但是,CT 也有局限性,如肝脏腺瘤、结节增生等病变,在 CT 扫描时因其密度与肝组织相仿而不被发现。

再譬如,脑梗死早期,病变区域的形态和密度可能都还没有变化,此时虽然临床症状非常明显,但是 CT 检查可能没有阳性发现,CT 报告如果是"未见明显异常",一定要明白"未见到异常"不等于正常。熟悉各种病灶的病理解剖学特点对于检查方法选择非常重要。

X 线摄片和 CT 检查对于密度变化的显示非常敏感。在胸部,由于肺组织密度很低,如果肺组织中出现肿瘤,就非常容易被 CT 发现。组织中有高密度物质时,如尿路结石、病灶钙化、骨化等情况下,CT 也非常敏感,对于脂肪瘤、畸胎瘤等,CT 也具有特异性。

(二)MRI

MRI 是一种无损伤性的检查技术,利用人体中氢原子在磁场中发生磁共振的核物理特征来成像。诊断疾病的依据是组织的 MRI 信号特点及器官形态改变。因此,氢原子含量非常重要,没有氢原子的组织,如钙化、结石、骨皮质,MRI 上可能呈黑色而看不见,而软组织的病变,MRI 非常敏感,如早期脑梗死、软组织损伤、软骨病变、盆腔病变、各种炎症或脓肿,MRI 都是理想的选择。同时,MRI 显示的是断层解剖图像,在形态学上也是具有很大的优点,任何的形态学改变,如肿瘤占位、血肿导致器官结构改变、异常积液等等,即使信号改变不显著,单凭形态学观察也不会漏诊。

由此可以看出,MRI 与 CT 有着本质的不同,CT 上没有显示的病变,可能在 MRI 可以显示,反之亦然。因此,对于病灶的病例特征的掌握,特别是病灶组织成分特点的了解,对于选择何种检查方法非常重要。

(三)超声成像

超声成像是利用超声波穿过组织时在不同组织界面上的声波反射特征来显像的。因此,组织之间的界面接触及组织的质地均匀性特征非常重要。含水丰富的组织,声波穿透性很好,反射波很少,表现为黑色,积液、囊肿、积血、脓肿,或者胆囊、肾盂、膀胱等囊性脏器,非常适合超声检查和检出病变。而结石、脂肪、骨骼、空气,由于界面超声反射显著,出现亮白的回波特征,也是显而易见。同时,对于肺部、头颅、骨骼等脏器的检查,超声一般不适合。

超声的切面,在形态学上一般人不易很快熟悉,需要检查者严格按照规定的切面收集图像资料供病变特征分析。没有探查到的区域,就可能成为诊断盲区。

无损伤和动态快速显像是超声的特点。对于心脏搏动的动态观察和实时测量,超声具有很大的优势。多普勒彩色血流显示,对于血流特征分析和定量检测都是具有特征性的,发现血管狭窄也非常容易。

(四)核医学成像

需要放射性核素药物的注射和等待药物浓聚,对放射性核素药物的依赖性非常强。检查的原理是放射性核素药物在目标脏器中的浓聚情况来反映脏器的功能状态,解剖显示是次要的。当然,现在 PET/CT 将功能显示与 CT 形态显示密切结合,把核医学显像诊断的水平提升到了新的高度。

核医学成像也是具有放射性核素的辐射损伤危害性,在临床需要显示脏器功能时可以适当选择。有些器官有特殊功能,如甲状腺具有摄碘的功能,利用 ^{131}I 的放射性核素药物进行甲状腺形态和功能显示就非常有效。

二、不同临床情况下的影像检查方法选择

临床情况不同,对于检查方法的选择也会有不同的要求。平常一般的门诊患者,疾病发展缓慢,医师选择检查方法时可能较多考虑安全、无损伤、简便易行及价格便宜的检查方法。而对于急诊患者,时间就是生命,要选择非常快速、准确的检查方法。因此,如何正确选择影像诊断技术,既要做到尽可能早期诊断而不耽误患者的宝贵时间,又要考虑尽量降低人力、物力的消耗量,减轻患者的损伤和痛苦,需要临床急诊科医师和放射科医师对影像医学各种方法的详细了解及有效配合,也有可能进行必要的协商,具体应注意以下几个方面。

(1)要充分考虑急诊患者的病情,以抢救患者为第一需要。所有检查必须在生命体征稳定后才能进行,应避免等待检查或过分强调检查质量而耽误宝贵的抢救时间。

(2)要选择对某一疾病具有很高的诊断敏感性和特异性的方法。因急诊患者时间有限,要打破常规检查步骤的束缚,及早建立诊断,如颅脑外伤患者,可先做CT,需要时再拍X线片,胆囊炎胆石症者宜首先选择B超检查,急性心肌梗死时做冠脉血管造影既可快速有效诊断,又可同时进行必要的介入治疗,所以,临床医师必须熟悉各种检查手段的特点,少走弯路、节约时间就是给患者多一点挽救生命及治愈的机会。

(3)要合理评估各种检查结果的实际价值。每一种检查方法都有其诊断疾病的特殊之处,也就是可能对某些疾病的特异性和敏感性特别高,而对另一些疾病的诊断价值有限,正确认识各种检查方法的特异性、敏感性、阳性预测值和阴性预测值才能正确选择合理有效的检查方法,事半功倍。

(4)各种检查方法的合理应用尚需考虑其无损伤性、简便实用性和快速有效性。一般应选择节省时间、方便、经济、无射线及无痛苦或损伤的检查方法,以最快捷、最经济、最简单的方法解决问题。

三、各系统疾病的特点对于检查方法选择的影响

各系统的特点是显著的,由于各种检查技术各自的特点,造成其应用方面的局限性和优点都是需要在选择检查方法时候适当考虑的。

(1)胸部和骨骼都是自然密度对比良好的脏器,X线摄片和CT检查是非常好的选择。对于绝大多数胸部和骨骼疾病而言,X线摄片和CT检查都可以获得很好的病变显示,骨骼和胸部的外伤、骨折、肿瘤、炎症,基本在X线摄片中就得以定位和定性诊断,CT只是在适当时补充检查而已。在特殊情况下需要显示胸壁或四肢的肌肉、软组织、关节软骨等,MRI可以是很好的补充。骨骼的转移性肿瘤全身筛查,核医学全身骨骼成像是很好的检查方法。

(2)头颅和椎管等区域的神经系统疾病结构复杂,骨骼不规则,摄片常不能很好地显示其中的软组织结构。这些地方CT和MRI是必不可少的,但是X线摄片、超声检查在这些部位基本用不上。

(3)腹部的实质脏器,主要是肝胆脾胰肾和肾上腺,都是软组织结构,X线摄片基本没有诊断价值。超声是很好的检查方法,腹部没有骨骼遮挡,显像清晰。CT和MRI也是很好的检查方法,在许多情况下可以显示疾病和做出定性诊断。胃肠道的疾病显示,目前胃镜和肠镜的普遍应用情况下,早期发现病变变得非常容易。但是,胃肠道的造影检查,在显示疾病范围、功能状态、狭窄程度和与周围脏器有无粘连方面,有很大的价值。

（4）心脏是运动的脏器，心脏形态学显示基本依靠超声检查。冠脉的无创显示和诊断是CTA应用的亮点。而MRI应用较少。摄片基本很少应用了。核医学成像在显示心肌梗死之后的病变区心肌活性方面具有独特的价值。

（5）盆腔病变从前主要依赖于超声检查，但是随着MRI的普及，已经证明MRI具有许多优点，同样是无创伤性的，显示的图像非常清晰，切面规则，组织对比显著，也经常可以显示病灶的特征性信号而做出定性的诊断。

（6）乳腺癌发病率在不断上升，目前乳腺疾病的检查基本依靠乳腺钼靶摄影、超声和MRI检查，以MRI增强扫描最为敏感和准确。

四、不同疾病类别对于检查方法选择的影响

疾病主要可以分为肿瘤、炎症、外伤、血管性疾病、先天性变异、代谢性和免疫性疾病等种类。这些疾病中，目前以血管性疾病和肿瘤性疾病的死亡率最高。这些疾病的种类，在临床诊疗中选择检查方法也有一定的规律。

（1）肿瘤性疾病是新生的占位性病变，一般会推压周围脏器导致形态改变。病灶血供丰富，除了骨骼系统的肿瘤将导致高密度的骨骼组织密度减低外，摄片都不是检出肿瘤的好方法。一般而言，胸部肿瘤以CT检查最佳，其他部位，CT和MRI不分上下，各有互补性。增强检查将对于鉴别肿瘤的性质有很大的价值。超声在腹部肿瘤、盆腔肿瘤等诊断中非常有价值。而PET/CT则对于肿瘤的早期检出和定性具有决定性的作用。

（2）血管性病变一般不适合X线摄片检查，血管造影检查一般都只是在介入治疗之时为了明确病变程度而进行，单纯性的诊断性血管造影目前基本不做了。CTA和MRA在这方面基本代替了有创伤的血管插管造影检查。目前临床上普遍使用的MRI弥散成像，能够在脑卒中发病后30分钟左右明确显示缺血后脑组织水肿，对疾病的及时准确诊断和预后估计具有决定性作用。超声在诊断一些较为浅表的血管是否狭窄具有重要的价值，准确率很高。腔内超声诊断血管病变具有非常准确的效果，但是由于有创伤和价格较贵等原因，不够普及。

（3）X线摄片诊断骨关节损伤有一百多年的历史，目前仍是一种不可或缺的重要手段，CT检查对复杂部位的骨折或不全性骨折的诊断具有决定性的作用，而软骨或半月板损伤、韧带或肌腱撕裂及软组织挫伤或血肿等的诊断，应用MRI技术可获得良好的效果，内脏的损伤应根据脏器不同选择超声、CT等技术方能显示病变的位置、形态和程度。

（4）感染性疾病在急诊中占有较大的比例，特别是肺炎，临床上最常见，X线摄片，甚至透视，就可以明确疾病的存在与否，以及炎症累及的范围和严重程度。诚然，大多数患者根据临床表现、体征及常规化验检查即可确立感染的诊断，影像学检查一般不能否定临床诊断，也难以做出病源学诊断，所以，在临床诊断确立后就应开始积极治疗，避免因等待检查而耽误治疗。但是，影像学检查在明确病变程度、范围及与其他病变的鉴别诊断中具有独特的重要作用，有些特殊感染在影像学上具有特征性的表现，甚至可做出病源诊断，及时应用影像学检查手段对明确病情非常有益。目前，超声、CT、MRI的广泛应用，使感染性疾病的诊断从定性诊断走向更精确的定位和定量诊断。

第四节 基本阅片方法和疾病诊断思路

一、影像学检查的阅片观察步骤和内容

(一)正常解剖影像表现

观察前要对正常解剖影像做到心中有数,这样才能有的放矢地观察病变,同时也要认识正常解剖的异常表现以及解剖变异。

(二)阅片观察步骤

影像学诊断过程是阅片脑力劳动的过程,影像学医师通过观察图像汇总的正常和异常的征象来分析可能的疾病诊断。一般来说,阅片要遵循一定的步骤,按部就班进行才不至于遗漏观察。譬如,在阅读胸片时,可以遵循"ABC"的步骤,A 指腹部,就是先看胸片上涵盖的上腹部情况,包括膈下有无游离气体、胃肠道有无扩张积气、有无结石影等。然后再看 B,就是骨骼,肋骨、胸骨、肩胛骨、脊柱、锁骨,附带看一下软组织。最后看 C,就是胸腔,看其中的胸膜、纵隔、心脏大血管、两肺。这样就不会遗漏,但是这些步骤,应该适合各人习惯,不能单一规定。

(三)病变分析要点

1.病变的位置和分布

临床常见疾病大多有其好发部位,如骨肉瘤好发于干骺端,骨巨细胞瘤常位于骨端,肺结核好发于两肺上叶及下叶背段等。

2.病变的数目和形状

如肺或肝内单发病灶则应考虑为原发性肿瘤等;多发病灶常为转移性肿瘤;肺内结节或肿块常为肿瘤,而炎症多为片状或斑片状影。

3.病变边缘

一般良性肿瘤、慢性炎症和病变愈合期,边缘锐利;恶性肿瘤、急性炎症和病变进展阶段边缘多不规则或模糊。

4.病变密度/信号/回声

病变组织的密度/信号/回声可高于或低于正常组织,如肝癌 CT 上可呈低密度;MR 图像上 T_1WI 呈信号,T_2WI 呈高信号;超声呈低回声。良性病变密度/信号/回声常均匀,恶性病变密度/信号/回声常不均匀,其中有无钙化、液化、空洞、出血等。

5.邻近器官组织的改变

如肺内肿块,邻近胸膜有无累及,肺门淋巴结有无肿大,可以判断其良恶性。

6.器官功能的改变

主要是观察心脏大血管的搏动、胃肠道的蠕动、膈的呼吸运动等,这有时是疾病早期发现的依据之一。

二、影像学阅片后推断疾病性质的思路

阅片,只是观察影像上的正常结构和异常征象。发现异常,就要分析推断是何种疾病。任何患者,生病后所表现出来的异常征象,不可能像书本上介绍的内容一模一样。而且,如果发

现异常,片子是不会直接说明这是什么病,也没有计算机具备推断疾病诊断的能力,这都是要依靠放射科专科医师凭借知识和经验积累来判断的,这里有个思维方法的问题。

首先,要根据征象推断病理组织的组织类型,如是否是软组织,其中有无脂肪组织、坏死组织、出血等等。然后,一般要根据这些病理解剖和病理组织学的特点,结合发生病变脏器常见的疾病,来逐一对比当前的疾病征象,更多的是符合哪一种疾病,逐一分析哪种疾病符合多,哪种疾病符合的征象少,这样就会有一个初步的影像诊断。第三步,要结合临床表现的特点,如临床有无发热,实验室检查如何,病程发展情况,也包括年龄、性别等等情况,综合推断哪一种疾病可能性大。

三、临床病史资料特点与影像学检查的阅片诊断的相关性

如前所述,影像学诊断要结合临床的。临床许多情况下都会存在同病异影、异病同影的情况,因此单凭影像学表现来直接诊断是不行的。譬如在肺部发现一团块影,如果该患者只有15 岁,则肿瘤的可能性就较小,但如果是一中老年患者,则首先需排除恶性肿瘤;如患者病程短,同时有发热、白细胞增多,则首先考虑炎症;如患者病程较长,团块影逐步增大,则首先要考虑恶性肿瘤。因此,医学影像学是一种需要密切结合临床表现来综合分析的临床学科。

第二章 X线成像基础

第一节 X线的性质和特性

X线的发生过程是向X线管灯丝供电、加热,在阴极附近产生自由电子,当向X线管两极提供高压电时,阴极与阳极间的电势差陡增,电子以高速由阴极向阳极行进,轰击阳极钨靶而发生能量转换,其中1%以下的能量转换为X线,99%以上的转换为热能。X线主要由X线管窗口发射,热能由散热设施散发。X线是一种波长很短的电磁波,波长范围为0.006～500 A(1A=8～10 cm)。目前X线诊断常用的X线波长范围为0.08～0.31 A(相当于40～150 kV时),X线还具有与X线成像相关的下列几个特征。

一、穿透性

X线波长很短,具有很强的穿透力,能穿透一般可见光不能穿透的各种不同密度的物质,并在穿透过程中受到一定程度的吸收。X线的穿透力与X线管电压密切相关,电压愈高,所产生的X线的波长愈短,穿透力愈强;反之,电压愈低,所产生的X线波长愈长,其穿透力也愈弱。另一方面,X线穿透性是X线成像的基础。

二、摄影作用

X线能使摄影胶片"感光"。经过X线照射后,胶片乳胶中溴化银放出银离子,形成潜影,再经显影和定影处理,银离子还原成银粒子而呈黑色。X线照射较弱或未经X照射的部分,溴化银则由于定影液的作用而部分或全部溶解掉,呈半透明或透明,因而构成一幅反映组织密度不同的影像。

三、荧光作用

X线能使荧光物质发生电离或处于激发状态,在其恢复原状的过程中发出微热光线,利用X线的荧光作用进行透视。

四、感光作用

X线和普通光线一样可使感光材料感光,胶片上产生黑白效果。

五、电离反应

X线可使空气或其他物质发生电离作用,使物质的原子电离为正负离子。X线进入人体时也产生电离作用,使人体产生生物学方面的改变,它是放射防护学与放射学治疗学的基础。

X线影像的形成除与X线性质有关外,尚与人体组织的密度和厚度有关。为此,需要引入2个概念:①自然对比。X线透过人体组织后,由于组织密度和厚度不同,在荧光屏或胶片上产生出黑白对比的影像,这种对比称自然对比。②人工对比。人体某些器官或组织缺乏自然对比如腹部器官和脑组织等,所以相互之间不能形成黑白影像对比,从而不能显示出它们的轮廓。为了使缺乏自然对比的器官或组织形成对比,可采用人工方法导入对比剂使之形成对比,这种方法称人工对比或造影。被导入的物质称对比剂。人工对比的应用极大地拓宽了 X 线检查的范围。

第二节　X 线成像的基本原理

X 线之所以能使人体在荧屏上或胶片上形成影像,一方面是基于 X 线的特性,即其穿透性、荧光效应和摄影效应;另一方面是基于人体组织有密度和厚度的差别。由于存在这种差别,当X线透过人体各种不同组织结构时,它被吸收的程度不同,所以到达荧屏或胶片上的 X 线量即有差异。这样,在荧屏或 X 线上就形成黑白对比不同的影像。由此可见 X 线图像的形成,是基于以下 3 个基本条件:首先,X 线具有一定的穿透力,能穿透人体的组织结构;其次,被穿透的组织结构,存在着密度和厚度的差异,X 线在穿透过程中被吸收的量不同,以致剩余下来的 X 线量有差别;第三,这个有差别的剩余 X 线,是不可见的,经过显像过程,例如用 X 线片显示,就能获得具有黑白对比、层次差异的 X 线图像。

人体组织结构和器官形态不同,厚度也不一样。厚的部分,吸收 X 线多,透过的 X 线少,薄的部分则相反,于是在 X 线片和荧屏上显示出黑白对比和明暗差别的影像。所以,X 线成像与组织结构和器官厚度也有关。由此可见,密度和厚度的差别是产生影像对比的基础,是 X 线成像的基本条件。而密度与厚度在成像中所起的作用要看哪一个占优势。例如,肋骨密度高但厚度小,而心脏大血管系软组织,为中等密度,但厚度大,因而心脏大血管在 X 线胸片上影像反而比肋骨影像白。

第三节　X 线成像的主要检查方法及适应证

一、普通检查

(一)透视

1.分类

(1)荧光透视:简称透视。为常用 X 线检查方法。由于荧光亮度较低,因此透视一般须在暗室内进行。透视前须对视力行暗适应。采用影像增强电视系统,影像亮度明显增强,效果更好。透视的主要优点是可转动患者体位,改变方向进行观察;了解器官的动态变化,如心、大血管搏动、膈运动及胃肠蠕动等;透视的设备简单,操作方便,费用较低,可立即得出结论等。主要缺点是荧屏亮度较低,影像对比度及清晰度较差,难于观察密度与厚度差别较少的器官以及密度与厚度较大的部位。例如头颅、腹部、脊柱、骨盆等部位均不适宜透视。另外,缺乏客观记录也是一个重要缺点。

(2)隔室透视:因荧光透视时医师和患者都在暗室内。所以受射线量大,操作不方便。紧接着便出现了隔室透视。因隔着房子透视,医师受射线很少,患者在明室内行动方便,颇受患者和医师欢迎。

（3）电视透视：影像增强器能使荧光影像亮度增强 1000 倍，通过电视摄像机将增强器上影像摄下，并显示在监视器（电视屏）上进行观察，称电视透视。它克服了荧光透视和隔室透视的缺点，成为当代较满意的透视方法。

2.适应证

用于观察器官活动，自然对比良好的器官如胸部等，需立即获得检查结果者。

（二）摄影

摄影亦称平片检查。这是应用最广泛的检查方法。优点是成像清晰，对比度及清晰度均较好；不难使密度、厚度较大或密度、厚度差异较小部位的病变显影；可作为客观记录，便于复查时对照和会诊。缺点是每一照片仅是一个方位和一瞬间的 X 线影像，为建立立体概念，常需作互相垂直的两个方位摄影，例如正位及侧位；对功能方面的观察，不及透视方便和直接；费用比透视稍高。

二、特殊摄影

（一）荧光摄影

用 35 mm、70 mm 或 100 mm 胶片将荧光屏上的影像拍摄下来，这种方法称荧光摄影或间接摄影。适用于体检、预防性检查等。

（二）断层摄影

断层摄影又称分层摄影，体层摄影。基本原理是 X 线管与胶片盒用连杆连接，并以被断层平面高度为支点，X 线曝光时，球管和片盒以支点为中心做相反方向移动，所得照片影像则是被断层面清晰，其余平面影像模糊不清。这种方法称断层摄影。它适用于观察隐藏在结构复杂部位的病变如肺空洞、脊椎骨内病变、肺内或腹内肿块边界和内部结构的显示等。

（三）静电 X 线摄影

静电 X 线摄影又称干板摄影。X 线透过人体，射到充电的硒金属板上，板上形成"静电潜影"，再往"潜影"上喷带电炭末，板上便显出影像。此法不需暗室处理，故又称干板摄影。主要适用于野战 X 线摄影及软组织摄影。

（四）放大摄影

依几何学原理，被检查部位与 X 线片间距离增加，被检部位影像便直接放大，其放大率＝靶片距/靶物距×100％。放大摄影 X 线管焦点应在 0.3 mm 以下。主要适用于硅肺结节和骨纹理早期破坏观察。

（五）记波摄影

利用一种特殊装置（记波器）将人体内脏边缘运动以波的形式记录在 X 线胶片上，称记波摄影。主要适用于观察心脏、大血管、膈肌和胃的活动。

（六）钼靶 X 线摄影

以钼代替钨做成球管靶面，产生的 X 线较软（波长 0.001～0.02 nm），故又称软线 X 线摄影。主要适用于软组织病变如乳腺疾病等检查。

（七）高千伏摄影

用 120 kV 以上的电压管进行 X 线摄影，称高千伏摄影。优点是穿透力强，被照物体层次清晰，毫安小，曝光时间短。主要适用于厚部位、心脏、小儿和危重患者摄影。

(八)X线电影

用电影摄影机将影像增强器影像记录在 35 mm 胶片上,称 X 线电影。主要适用于心血管造影和观察器官活动。

(九)快速连续 X 线摄影

利用快速换片装置(AOT 6 张/s,PUCK 3 张/s),连续拍摄被照部位,称快速连续 X 线摄影。主要用于心血管造影等。

三、特殊造影

(一)造影剂分类

1.气体造影剂

常用有空气、氧气、二氧化碳、氮气等。气体造影剂,主要用于:如蛛网膜下隙、关节腔、腹腔、后腹膜充气造影等,气体脑室造影现已基本淘汰。二氧化碳的溶解度大,副反应小,吸收快。而空气、氧气吸收较慢,可引起气栓,应加以注意。行气体造影时,注气前应确认针头不在血管内方可注气,注气压力也不宜过大(20~30 cmH$_2$O为宜)注入速度小于 100 mL/min。

2.硫酸钡(BaSO$_4$)混悬性造影剂

BaSO$_4$ 的颗粒度以 2.0 μm 左右为佳,<0.5 μm 或>10 μm 均不适用。造影用 BaSO$_4$ 均为合成品[用 BaCl$_2$ 与 Na$_2$SO$_4$ 或(NH$_4$)$_2$SO$_4$ 反应而成],性质十分稳定,不溶于胃肠液,无毒性。应注意不可使用可溶性硫化钡或亚硫酸钡做造影之用,其原因是这两种物质易溶于胃酸,可引起中毒反应。自然界存在的重晶石主要成分是 BaSO$_4$,但不可直接药用。临床使用的 BaSO$_4$ 混悬造影剂常添加适量的分散剂、矫味剂(如阿拉伯胶、羧甲基纤维素、西黄蓍胶)而制成低黏度、高浓度的混悬剂。用法:①稠钡剂:硫酸钡与水之重量比为(3~4):1,呈糊状。适用于检查食管及胃黏膜。②钡餐用混悬剂:硫酸钡与水之重量比为1:(1~2),每次用硫酸钡 100~150 g,温开水250 mL和适量黏稠剂。适用于胃肠道造影。③钡灌肠用混悬剂:硫酸钡与水重量之比为 1:4,一次量为硫酸钡 250~300 g,加温开水 1000~1200 mL 及适量助悬剂调匀。④硫酸钡浆:含 50%硫酸钡的中药白芨或西黄蓍胶的胶浆。适用于支气管及膀胱等器官造影。对食管穿孔、食管气管瘘、胃肠道穿孔、急性胃及小肠出血、肠梗阻等均应禁用。

3.油性造影剂

(1)碘化油:别名碘油,为碘与植物油(如罂粟子油、胡麻子油等)结合而成的有机碘化物。颜色为淡黄至黄色黏稠油状液,微有似蒜臭味,不溶于水及体液。含碘量为 37%~41%,适用于支气管、输卵管、窦道、瘘管、泪道、淋巴管造影等。超液化碘油在结构上用乙酯替代一般碘油中的甘油酯,极大增加了水溶性,这种经改良的碘油除应用于淋巴管造影外,还用于肝癌等肿瘤的栓塞治疗。

(2)碘苯酯。

化学名:10-对碘苯基十一酸乙酰及邻、间位碘苯基十一酸乙酯的混合。

特点:为黏稠液体,微溶于水,易溶于乙醇,常用于脊髓,神经根,脊椎关节造影。一次用量 3~6 mL,有时可引起头痛、背痛、蛛网膜炎等不良反应。本品在椎管内吸收速度较慢,消失速度约每年 1 mL,故目前已很少使用。

（3）丙碘酮。

通用名：propyliodone。

其他名：碘吡酮乙酸酯，Bronchodiagnostin，Diostril，Brosombra。

化学名：1、4-二氢-3、5-二碘-4-氧代吡啶-1 基醋酸丙酯。

分子式：$C_{10}H_{11}I_2NO_3$，Mw＝447.011。

特点：白色结晶状粉末，几乎不溶于水，通常制成 60％油悬液或 50％水混液。主要适用于支气管造影（有活动型肺结核也适用）。本品能在肺内完全被吸收，为较理想的支气管造影剂。成人支气管造影用量 12～18 mL。LD_{50}（小鼠口服）＞10 g/kg。

4.口服胆囊造影剂

基本特点：简单、安全、检查时间较长。口服后 12～15 小时胆囊显影最佳，对胆囊炎，胆囊阴性结石诊断较可靠。对胆管显影不充分，且受肠道吸收过程影响是其缺点。

有严重黄疸、血中胆红素＞6 mg％及急慢性肝肾功能衰竭者禁用。此类药结构上除碘阿芬酸外，多数口服胆囊造影剂的基本化学结构为仅是 1、3 位上 R_1、R_3 侧链基团有细小差异。

口服胆囊造影剂主要包括以下几种：碘番酸、碘普酸钠（钙）、丁碘苄丁酸、碘西他酸、碘普罗酸、碘苏美克酸、碘阿芬酸等。

5.静脉胆道造影剂

基本特点是作用快，注射 10～20 分钟后胆管可显影；30 分钟显影最好，而胆囊在 2.0～2.5 小时后显影最清楚。主要用于口服胆囊造影不显影者；患有胃肠道疾患吸收不良；胆囊已切除等。静脉胆系造影剂均为苯甲酸二聚体结构：不同的静脉胆系造影剂仅是 R 基团的细小差别。主要包括以下几种：胆影葡胺、苷氨碘苯酸、碘托（西）酸、碘磺拉胺、碘沙酸。

6.水溶性有机碘造影剂

水溶性有机碘造影剂主要包括以下 5 类。

（1）离子型单体造影剂：泛影酸钠注射液、泛影葡胺注射液、异泛影酸、甲基泛影酸、醋碘苯酸钠。

（2）离子型双酸二聚体造影剂：碘卡明。

（3）低离子型单酸二聚体造影剂：碘克酸。

（4）非离子型单体造影剂：甲泛糖胺、碘帕醇、碘普罗胺、碘海醇、碘维索尔、碘潘托、碘多海克索。

（5）非离子型二聚体造影剂：碘曲伦。

类似的非离子型二聚体造影剂还有碘狄克赛醇、碘的可和碘酞硫。

（二）造影检查方法

1.直接引入

包括以下几种方式。

（1）口服法：食管及胃肠钡餐检查。

（2）灌注法：钡剂灌肠，支气管造影，逆行胆道造影，逆行泌尿道造影，瘘管、脓腔造影及子宫输卵管造影等。

（3）穿刺注入法：可直接或经导管注入器官或组织内，如心血管造影、关节造影和脊髓造影等。

2.间接引入

造影剂先被引入某一特定组织或器官内,后经吸收并聚集于欲造影的某一器官内,从而使之显影。包括吸收性与排泄性两类。吸收性如淋巴管造影。排泄性如静脉胆道造影或静脉肾盂造影和口服法胆囊造影等。前二者是经静脉注入造影剂后,造影剂聚集于肝、肾,再排泄入胆管或泌尿道内。后者是口服造影剂后,造影剂经肠道吸收进入血液循环,再到肝胆并排入胆囊内,即在蓄积过程中摄影,现已少用。

(三)检查前准备造影反应的处理

各种造影检查都有相应的检查前准备和注意事项。必须严格执行,认真准备,以保证检查效果和患者的安全。应备好抢救药品和器械,以备急需。

在造影剂中,钡剂较安全,气体造影时应防止气栓的发生。静脉内气栓发生后应立即将患者置于左侧卧位,以免气体进入肺动脉。造影反应中,以碘造影剂过敏较常见并较严重。在选用碘造影剂行造影时,以下几点值得注意:①了解患者有无造影的禁忌证,如严重心、肾疾病和过敏体质等。②做好解释工作,争取患者合作。③造影剂过敏试验,一般用 1 mL 30％的造影剂静脉注射,观察 15 min,如出现胸闷、咳嗽、气促、恶心、呕吐和荨麻疹等,则为阳性,不宜造影检查。但应指出,尽管无上述症状,造影中也可发生反应。因此,关键在于应有抢救过敏反应的准备与能力。④做好抢救准备,严重反应包括周围循环衰竭和心脏停搏、惊厥、喉水肿、肺水肿和哮喘发作等。遇此情况,应立即终止造影并进行抗休克、抗过敏和对症治疗。呼吸困难应给氧,周围循环衰竭应给去甲肾上腺素,心脏停搏则需立即进行心脏按压。

第四节　X线成像的数字化新进展

一、CR(computed radiography)系统

(一)成像原理

将透过人体的 X 线影像信息记录在影像板(image plate,IP)上,经过读取、处理和显示等步骤,显示出数字化图像。

(二)图像处理

CR 图像可在一定范围内调节,包括以下几种方式。

(1)灰阶处理。

(2)窗位处理。

(3)数字减影血管造影(时间减影)处理。

(4)X 线吸收率(能量)减影处理。

(三)优点

(1)实现常规 X 线摄影信息数字化。

(2)提高图像的分辨、显示能力。

(3)采用计算机技术实施后处理功能,增加显示信息层次。

(4)降低常规 X 线摄影辐射量。

(四)缺点

(1)时间分辨率较差。

(2)空间分辨率不足。

二、DR(digital radiography)系统

(一)成像原理

1.硒鼓方式

以硒鼓为检测器的数字 X 线摄影。

2.DDR 检测器

成板形固定于胸片架或检查床的滤线栅中。

3.电荷耦合器件(CCD)

摄像机阵列方式。

(二)优点

(1)空间分辨率高。

(2)信噪比高。

(3)省去 IP 转换。

(4)直接成像。

(5)曝光量小。

(6)探测器寿命长。

(三)缺点

(1)不能与原 X 线设备匹配。

(2)不能灵活搬动。

第三章　CT 成像基础

第一节　CT 成像原理

一、CT 成像基本原理

计算机断层扫描(CT)是根据人体对 X 线吸收率不同,使用计算机重建方法得到人体二维横断面图像的影像设备。CT 是计算机和 X 线相结合的一项影像诊断技术,主要特点是密度分辨率高,能准确测量各组织的 X 线吸收衰减值,通过计算进行定量分析。

CT 成像的基本过程为:X 线→人体→采集数据→重建图像→显示图像。CT 球管产生的 X 线经准直器校准后,穿过具有密度差异的被检体组织,部分能量被吸收,衰减后带有组织的信息由探测器接收,通过数据采集系统进行模数转换,数据转换后由计算机重建成横断面图像,最后由显示器显示图像(图 3-1)。

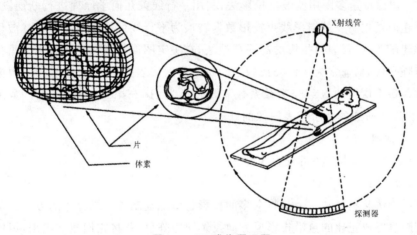

图 3-1　CT 成像原理图

因此,CT 成像是以 X 线为能源,以 X 线的吸收衰减特性为成像依据,以数据重建为成像方式,以组织的密度差为 CT 成像的基础,以数据采集和图像重建为重要环节的 X 线成像技术。

(一)数据采集

单层 CT 图像数据采集的基本原理如图 3-2 所示,CT 球管与探测器成对称排列,每排探测器由 $500\sim1000$ 个探测器单元组成。当 X 射线以扇形束的形式穿过患者横断面时被检体衰减,每个探测器单元会接收透过该层面的 X 射线并测量其衰减后的强度。单个探测器单元在每个角度每条射线上探测到的 X 射线信号强度可通过衰减定律方程进行计算。

$$I = I_0 \cdot e^{-\mu d}$$

15

其中,I_0 代表 X 线在空气或未进入物体前的初始强度,I 为衰减后 X 线强度,d 为物体厚度,μ 为物体的线性衰减系数,e 是自然对数的底。

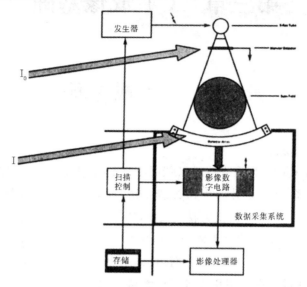

图 3-2　CT 数据采集

单层 CT 图像重建多采用滤波反投影法,利用平行线束几何学原理进行断层图像重建,要求在图像重建前要把所获的扇形线束投影数据转换为平行线束投影数据。在滤波反投影法的应用中,"重建函数核"代表对投影的高通滤波法,它决定图像的锐利度和噪声。重建图像用像素的数字矩阵来代表(通常为512×512像素),每个像素代表被 X 线束透射的体内欲成像层面的衰减系数。每个像素的 X 线束衰减系数需要转换为 Hounsfield(Hu)单位。范围从－1024到 3071,作为以灰阶或彩色阶代表图像的基础。

(二)图像重建

CT 图像重建的基本算法可分为 3 种。

1.直接反投影法

直接反投影法又称总和法。是将众多的投影近似地复制成二维分布的方法。基本原理是把与各向投影强度成正比的量沿投影反方向投影回矩阵里,并将它们累加起来,组成该物体的层面图像。该方法是 CT 成像算法的基础。

2.迭代法

迭代法又称近似法,是将近似重建所得图像的投影同实测的层面进行比较,再将比较得到的差值反投影到图像上,每次反投影之后可得到一幅新的近似图像。通过对所有投影方向都进行上述处理,一次迭代便可完成;再将上一次迭代的结果作为下一次迭代的初始值,继续进行迭代。迭代重建技术有 3 种方法:联立迭代重建法(SIRT)、代数重建法(ART)和迭代最小二乘法(ILST)。该方法图像较为真实准确,但耗时较多,现已不采用。

3.解析法

解析法是目前 CT 图像重建技术中应用最广泛的一种方法,它利用傅里叶转换投影定理。主要有 3 种方法:二维傅里叶转换重建法、空间滤波反投影法和摺积反投影法。其中摺积反投影法目前应用最多,其无须进行傅里叶转换,速度快,转换简单,图像质量好。解析法的特点是速度快,精度高。

普通 CT 每个探测器单元的宽度、焦点的大小、每转的投影数决定图像的空间分辨率,患者长轴的扇形束厚度则决定图像层厚及长轴的空间分辨率。普通 CT 只支持一排探测器单元,球管每旋转一圈只扫描一层,扫描时探测器获得的是平面投影数据,而每一层的投影数据是一个完整的闭合环。

二、单层螺旋 CT 成像原理

螺旋 CT 扫描是在球管-探测器系统连续旋转的基础上,患者随检查床一起纵向连续运动,CT 球管连续产生 X 线,探测器同步采集数据的一种 CT 检查方法。螺旋 CT 采用滑环技术,去除了 CT 球管与机架相连的电缆,球管-探测器系统可连续旋转,使扫描速度加快。由于螺旋 CT 扫描时检查床连续单向运动,球管焦点围绕患者旋转的运行轨迹类似一个螺旋管形(图 3-3),故称为螺旋扫描。扫描时,螺旋 CT 探测器采集到的不是某一层面的数据,而是一个部位或一个器官的容积数据,故又称为容积扫描。

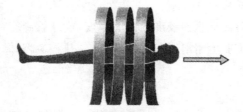

图 3-3　螺旋扫描

滑环技术和检查床连续运动技术的应用是单层螺旋 CT 在硬件上的重要改进,使用热容量大于 3 M 的 CT 球管,可满足进行较大范围的容积扫描。

用滑环代替电缆传递信号的方法,称为滑环技术。螺旋 CT 扫描机架内有多组平行排列的滑环和电刷,CT 球管通过电刷和滑环接触实现导电。X 线球管的滑环部分根据传递电压的不同,分为高压滑环和低压滑环。前者传递高压发生器输出的电压为几万伏,高压发生器安置在扫描机架外;后者为几百伏,高压发生器安置在扫描机架内。高压滑环上的高压经铜环和碳刷摩擦传递进入转动部分时,易发生高压放电,产生高压噪声,影响数据系统采集,进而影响图像质量。低压滑环的 X 线发生器需与 X 线球管一起旋转,增加了旋转部分重量。因而要求 X 线发生器体积小、重量轻。现在的螺旋 CT 普遍采用低压滑环技术。螺旋 CT 的高压发生器体积小,可安装在机架内,并可产生 80～140 kV 的高压。

单层螺旋 CT 与非螺旋 CT 相比有以下优点。①扫描速度快,检查时间短,对比剂利用率高。②一次屏气可完成一个部位检查,克服了呼吸运动伪影,避免了小病灶的遗漏。③利用原始数据,可进行多次不同重建算法或不同层间距的图像重建,提高了二维和三维图像的质量。螺旋 CT 扫描无明确层厚概念,扇形线束增宽,使有效扫描层厚增大。

(一)基本原理

CT 图像重建的理论基础是二维图像反投影重建原理,该原理要求被重建的一幅二维图像平面上的任意点,必须采用 360°角的全部扫描数据。螺旋扫描是在检查床移动过程中进行的。数据采集系统获得的信息为非平面数据。由于只有平面数据才能重建无伪影的二维图像，为了消除伪影，螺旋CT常采用线性内插的数据预处理方法把螺旋扫描的非平面数据合成平面数据，再采用非螺旋扫描的图像重建方法重建一幅螺旋扫描的平面图像。线性内插（LI）是指螺旋扫描数据段上的任意一点可采用相邻两点的扫描数据进行插补。数据内插的方式有360°线性内插和180°线性内插两种。360°线性内插法采用360°扫描数据向外的两点，通过内插形成一个平面数据，优点是图像噪声较小，缺点是实际重建层厚比标称层厚大30%～40%，导致层厚响应曲线（SSP）增宽，图像质量下降。180°线性内插法则采用靠近重建平面的两点扫描数据，通过内插形成新的平面数据。180°线性内插与360°线性内插的最大区别是前者采用第二个螺旋扫描数据，并使第二个螺旋扫描数据偏移180°角，从而能够更靠近被重建的数据平面。180°线性内插法重建改善了层厚响应曲线，图像分辨率较高，但噪声增加。

（二）成像参数

由于螺旋CT与普通CT的扫描方式不同，产生了一些新的成像参数，如扫描层厚与射线束宽度、床速、螺距、重建间隔与重建层厚等。

1.扫描层厚与射线束宽度

扫描层厚是CT扫描时被准直器校准的层面厚度，或球管旋转一周探测器测得Z轴区域的射线束宽度。单层螺旋CT使用扇形X线束，只有一排探测器，其射线束宽度决定扫描的厚度，扫描层厚与准直器宽度一致。

2.床速

床速是CT扫描时扫描床移动的速度，即球管旋转一圈扫描床移动的距离，与射线束的宽度有关。若扫描床移动的速度增加，则射线束宽度不增加，螺距也增大，图像质量下降。

3.螺距

螺距是扫描旋转架旋转一周，检查床移动的距离与层厚或准直宽度的比值。公式为：

$$Pitch = TF/W$$

其中TF是扫描旋转架旋转一周检查床移动的距离，单位是mm。W是层厚或准直宽度，单位是mm。螺距是一个无量纲。

单层螺旋CT的准直器宽度与层厚一致，其螺距定义为球管旋转一周扫描床移动的距离与准直器宽度的比值。若单层螺旋CT的螺距等于零时，扫描方式为非螺旋扫描。通过被检体的X线在各投影角相同，可获得真实的横断面图像数据；螺距等于0.5时，球管旋转2周扫描一层面，类似于重叠扫描；螺距等于1时，数据采集系统（DAS）可获取球管旋转一周的扫描数据；螺距等于2时，DAS只获取球管旋转半周的扫描数据。扫描剂量恒定不变时，采用大螺距扫描，探测器接收的X线量较少，可供成像的数据相应减少，图像质量下降。采用小螺距扫描，探测器接收的X线量较多，成像数据增加，图像质量得到改善。常规螺旋扫描的螺距用1，即床速与层厚相等；如病灶较小，螺距可小于1；病灶较大，螺距可大于1。

三、多层螺旋CT成像原理

普通CT和单层螺旋CT的球管-探测器系统围绕人体旋转一圈只获得一幅人体断面图像，而多层螺旋CT的球管—探测器系统围绕人体旋转一周，能同时获得多幅横断面原始图像（图3-4），故称为多层螺旋CT（MSCT）。由于多层螺旋CT探测器在Z轴上的数目由单层CT

的一排增加到几十排至几百排,故又称为多排 CT(MDCT)。多层螺旋 CT 是指 2 层及以上的螺旋 CT 扫描机,目前临床普及机型为16 层,16 层以上的有 64 层、256 层,320 层等。

多层螺旋 CT 使用锥形线束扫描,采用阵列探测器和数据采集系统(DAS)获取成像数据。锥形线束和阵列探测器的应用,增宽了每次扫描的线束覆盖范围,实现了多排探测器并行采集多排图像的功能,降低了采集层厚,增加了采集速度,为复杂的影像重组奠定了基础。多层螺旋 CT 的优势是薄层(高分辨)、快速、大范围扫描。

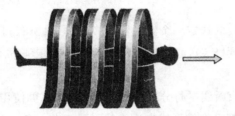

图 3-4　多层螺旋扫描

(一)数据采集

多层螺旋 CT 与单层螺旋 CT 相比,X 线束由扇形改为锥形,线束宽度在 Z 轴方向从 1 cm 增加到几厘米。探测器在 Z 轴方向从单层 CT 的一排增加到几排至几百排。探测器排列有两种类型,一种是 Z 轴方向上所有探测器的宽度一致,即探测器宽度均等分配的等宽型(对称型)。另一种是探测器宽度不均等分配的非等宽型(非对称型)。探测器的绝对宽度决定多层螺旋 CT 容积覆盖范围,探测器单元的大小决定图像的层厚。探测器单元越小,获得的图像分辨率越高。16 层以上 CT 的采集单元可达 0.625 mm,实现了"各向同性"的数据采集。各向同性是指 Z 轴分辨率与 XY 轴的分辨率一致或相近,体素为一正方体,任意重建平面(冠、矢状位)的图像质量保持高度一致。

多层螺旋 CT 主要是采用多排探测器和多个数据采集系统,探测器排数大于图像层数。如 4 层螺旋 CT 探测器排数最少为 8 排,最多可达 32 排。DAS 的数目决定采集获得的图像数目,探测器的组合通过电子开关得以实现,目前 DAS 系统有 4 组、16 组、64 组、256 组和 320 组,选择合适的层厚可获得与 DAS 对应的图像数。

Siemens64 层 CT 采用的 Z-Sharp 技术又称 Z 轴双倍采样技术,球管周围的偏转线圈无极调控偏转电子束,灵活改变 X 线焦点大小和在 Z 轴方向上的位置;每个焦点投影可读出 2×32 层图像数据;每两个 32 层投影融合得到一个在 Z 轴采样距离 0.3 mm 的 64 层投影;每 150°旋转应用 AMPR 方法可重建64 层图像。Z-Sharp 技术的特点在于 Z 轴飞焦点使到达每一个探测器单元的 X 线投影数加倍,两次相互重叠的投影导致 Z 轴方向上的重叠采样,即 Z 轴双倍采样。GE 使用的共轭采集技术是根据系统设置最佳螺距,在插值求解某重建标准层面上不同投影角位置的数据时,自动根据当前的扫描数据结果,动态采集所需的插值数据点。

(二)图像重建

多层螺旋 CT 的重建原理是用多列探测器的数据来重建一个标准层面的图像。若在 Z 轴某位置重建图像,则把与此重建位置同一投影角的 Z 轴上相邻两个探测器阵列的数据用于插值,并以此作为重建标准层面的投影数据,最后用二维反投影重建算法(2DBP)进行图像重建。

多层螺旋CT使用锥形线束扫描,在图像重建前,需要对扫描长轴方向的梯形边缘射线进行必要的修正。多层螺旋CT图像重建预处理是线性内插的扩展应用,4层以下的CT大部分采用不考虑锥形线束边缘的图像预处理。常用的图像重建预处理方法有以下几种。

1.优化采样扫描

是通过扫描前的螺距选择和调节缩小Z轴间距,使直接成像数据与补充数据分开,故又称为扫描交迭采样修正。

2.Z轴滤过长轴内插法

是在扫描获得的数据段内选定一个滤过段,并对该段内所有扫描数据作加权平均化处理。滤过段的范围称为滤波宽度(Fw),滤波参数、宽度和形状可影响图像质量。

3.扇形束重建

扇形束重建是将锥形束射线平行分割模拟成扇形束后,再使用扇形束算法进行图像重建的方法。16层以上CT则都已将锥形线束边缘的射线一起计算,各生产厂家采用不同的图像重建预处理方法。常用的方法有以下几种。

(1)自适应多平面重建(AMPR)法:是将螺旋扫描数据中两倍的斜面图像数据分割成几部分,采用各自适配螺旋的轨迹和240°螺旋扫描数据,并辅以适当的数据内插进行图像重建。

(2)加权超平面重建法:是将三维的扫描数据分成二维的系列,采用凸起的超平面做区域重建的方法。

(3)Feldkamp重建法:是沿扫描测量的射线,把所有测量的射线反投影到一个三维容积,并以此计算锥形束扫描射线的方法。

(4)心脏图像重建方法:多层螺旋CT心脏图像重建方法主要有单扇区重建法(CHR)和多扇区重建法(MSR)。单扇区重建法(CHR)是用回顾性心电门控获得螺旋扫描原始数据,利用半重建技术进行影像重建。多扇区重建法(MSR)是利用心电门控的同期信息,从不同的心动周期和不同列的检查器采集同一期相,但不同角度半重建所需的原始数据来进行影像重建。单扇区与多扇区重建的主要区别是单扇区重建的时间分辨率仅由X线管的旋转速度决定,而多扇区重建的时间分辨率不仅受X线管的旋转速度的影响,同时也受心率的影响。

四、电子束CT成像原理

电子束CT(EBCT)由大功率的电子枪产生电子束,电子束通过电磁偏转打击固定于机架上的靶环产生X射线,实现CT扫描(图3-5)。由于没有机械运动,电子束CT一次曝光扫描的时间可以达到50 ms。

EBCT从1982年开始应用于冠状动脉疾病的诊断成像。现在仍在使用的EBCT有两排探测器和四排钨靶阳极,对受检者的不同检查部位进行8层图像数据的扫描采集。在采用"容积模式"进行扫描时。可以在300~400 ms的成像周期内只需曝光50~100 ms就可以获得8幅图像。在进行钙化积分、冠状动脉CT成像或者心功能评价时,EBCT采用"电影模式"或"流动模式"进行扫描成像,这两种扫描模式分别采用单排探测器(C-150/C-300)和双排探测器(e-speed)的采集方式。电影模式的曝光时间是50 ms,以每秒17次的扫描频率对同一解剖结构进行扫描;流动模式是在扫描时,根据心跳周期时相对同一解剖结构曝光50~100 ms进行扫描采集。由于EBCT的扫描模式是非螺旋的,因此要在受检者一次屏住呼吸的情况下完成整个心脏的扫描,扫描层厚受到了限制。当采用单层数据采集模式(C-150/C-300)时,图像厚度是 3 mm,采用双层数据采集模式时,成像厚度是 1.5 mm。进行钙化积分时,EBCT 的纵轴分辨率是足够的,但要实现冠状动脉的三维可视化显示则纵轴分辨率还不够。

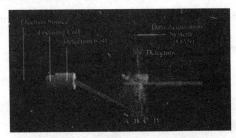

图 3-5　电子束 CT 扫描过程

　　EBCT 扫描过程由电子束及四个钨靶环的协同作用完成,避免传统 CT 的 X 线球管、探测器(扫描机架),甚至扫描床的机械运动。电子束 CT 的成像原理与常规 CT 的主要区别在于 X线产生的方式不同。由于电子束 CT 采用电子束扫描技术代替 X 线球管的机械运动,消除了X 线球管高速旋转运动产生的离心力,使扫描速度大为提高,将扫描速度缩短为 50 ms 或更短(17～34 幅/s),成像速度是普通 CT 的 40 倍、螺旋 CT 的 20 倍(需 500 ms),从而减少了呼吸和运动伪影,有利于运动脏器的检查。

　　当然,目前高档的多层螺旋 CT 扫描机的扫描速度和扫描范围取得了很大进步,在某些方面甚至超过了电子束 CT 的成像水平,促使电子束 CT 扫描机需要在扫描速度、图像信噪比和空间分辨率等方面进一步提高。

五、双源 CT 成像原理

　　双源 CT(DSCT)采用双球管和双探测器系统,扫描速度为 0.33 s,时间分辨率达到83 ms,使心脏 CT 成像不受心率约束;两个球管的管电压设置不同时,可作功能性 CT 检查。

(一)球管与探测器系统

　　双源 CT 配置了两个球管和与之对应的探测器,这两套数据获取系统(球管-探测器系统)放置在旋转机架内,互呈 90°排列(图 3-6)。CT 球管采用电子束 X 线管,单个球管的功率为80 kW,扫描速度0.33 s,最大扫描范围 200 cm,各向同性的空间分辨率≤0.4 mm,使用高分辨率扫描时可达到 0.24 mm。

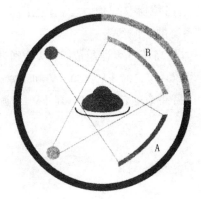

图 3-6　双源 CT 示意图

两套探测器系统中，一套探测器系统(A)覆盖整个扫描野(直径 50 cmFOV)，另一套探测器系统(B)主要用于覆盖扫描中心视野(直径 26 cmFOV)。每组探测器各有 40 排，中间部分准直宽度为 32 mm×0.6 mm；两边各有 4 排探测器，准直宽度是 8 mm×1.2 mm。在机架等中心处，两组探测器的 Z 轴覆盖范围都是 28.8 mm。通过对采集信号数据的正确组合，两组探测器都可以实现 32 mm×0.6 mm 或24 mm×1.2 mm 的扫描。

(二)数据采集

通过 Z 轴飞焦点技术，32 排 0.6 mm 准直宽度的探测器能同时读取 64 层的投影数据，采样数据的空间间隔是等中心的 0.3 mm。通过使用 z-sharp 技术，双源 CT 机架旋转一周。每组探测器都能获取相互重叠的 64 层 0.6 mm 的图像数据。

双源 CT 扫描系统内，两组呈 90°排列的互相独立的数据获取系统(球管-探测器系统)，只需同时旋转 90°，就可以获得平行于射线投影平面的整个 180°图像数据，这 180°的图像数据由两个 1/4 的扫描扇区数据组成。由于机架只需旋转 1/4 的扫描扇区，扫描时间只有机架旋转时间的 1/4，即获得半圈扫描数据的时间分辨率只有机架旋转时间的 1/4；而机架的旋转时间是0.33 秒，那么数据采集的时间分辨率就是83 ms，和受检者的心率无关，在一次心跳周期内就可以完成单扇区数据的采集。

(三)图像重建

双源 CT 的基本扫描重建模式是单扇区重建，这是双源 CT 和单源 CT 最主要的区别。双源 CT 也可采用双扇区重建方法来进一步提高时间分辨率，在采用双扇区重建的方法时，每组探测器采集的 1/4 扫描扇区数据来自相邻连续的两个心跳周期，在每个心跳周期内采集的扇区数据都小于 1/4 扫描扇区数据，这和传统单源多层 CT 的双扇区重建方法相似。双源 CT 在使用双扇区重建方法时，时间分辨率是心率的函数，随着心率的变化而变化，机架旋转时间为 0.33 秒时，在某些特定心率条件下，时间分辨率可以达到 42 ms。由于心率的小变化都会引起时间分辨率的大变化，在双扇区重建的条件下，时间分辨率的平均值是 60 ms。在考虑进行高级的心功能的评估时，可以考虑使用双扇区重建扫描方式，比如在评价异常的心肌运动或者是计算射血分数的峰值时。在进行冠状动脉的检查或者进行心脏功能大体评估时，单扇区重建扫描模式就已能够在临床任何心率条件下提供足够的时间分辨率。

双源 CT 在进行常规 CT 检查时，可以只运行一套 X 线系统，方法与普通 64 层 CT 相同。特殊临床检查，如心脏扫描、心电门控血管成像，全身大范围全速扫描，以及双能量减影成像等，则需使用两套射线/探测器系统的双源组合。

两套 X 线系统由球管和一体化高压发生器组成，可以分别调节相应的 kV 和 mAs。由于每个球管的 kV 都可独立设置为 80 kV、100 kV、120 kV 和 140 kV，当两个球管的管电压不一致时，如一个球管设置为 80 kV，另一个球管设置为 140 kV，双源 CT 就可以实现双能量扫描，从而获得双能量的扫描数据。

第二节 CT 检查的技术参数

CT 图像的优劣,与扫描技术参数密切相关。不当的扫描参数,会损失诊断信息,导致误诊、漏诊。常规扫描技术参数有扫描类型、曝光条件、层厚、层距、视野、重建间隔等。

一、扫描类型

CT 扫描有非螺旋扫描和螺旋扫描,螺旋 CT 机亦可进行非螺旋扫描。非螺旋扫描检查时间较长,扫描数据通常不适于重建,但是图像数据无螺旋 CT 重建所需的插值,图像信噪比较高;螺旋扫描速度快,数据适于扫描后重建。需根据诊断需要选择非螺旋扫描或螺旋扫描。通常颅脑、椎间盘扫描选用非螺旋扫描,胸部、腹部扫描及增强扫描选用螺旋扫描。

二、曝光条件

曝光条件的大小是 CT 图像质量的基本保证,扫描时应视不同部位选择不同的条件:管电压(kV)、管电流(mA)和扫描时间(s)。管电压通常在 100～140 kV,管电流通常在 70～260 mA,扫描时间根据设备扫描速度和扫描范围大小等确定,总曝光时间通常在 6～20 s。

X 线剂量降低时,光子数量减少,在矩阵内各体素的分布不均,穿透人体到达探测器的光子分布就不均匀,使密度相等的组织在图像上的 CT 值不等,即噪声增大,图像质量降低。因此,必须根据检查部位的组织厚度和密度来选择合适的曝光剂量,并在保证影像质量的前提下尽可能减少被检者所接受的 X 线剂量。

三、视野

视野(FOV)分扫描视野(SFOV)和显示视野(DFOV)两种,扫描视野是 X 线扫描时确定的范围,即在定位像上制订扫描计划时确定的层面视野大小。显示视野是数据重建形成图像的范围。颅脑扫描视野一般 25 cm,胸腹部扫描视野一般为 50 cm。显示视野可以在扫描视野范围内根据欲观察的组织结构的大小进行调整、选择,如腰椎间盘可取 15 cm,胸部可取 36 cm。若矩阵不变,显示视野减小,则空间分辨力提高,突出病变的细节(图 3-7)。扫描结束后,也可以改变显示视野大小重建图像。

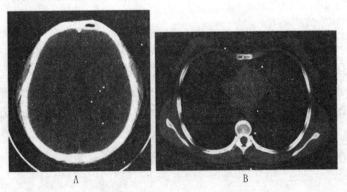

图 3-7 不同视野 CT 扫描

A.颅脑显示视野 25 cm;B.胸部显示视野 36 cm

四、矩阵

矩阵是数字图像纵横两个方向像素数目的乘积。可有 256×256，512×512，1024×1024 等，目前 CT 中应用最多的是 512×512 矩阵。显然，相同的视野情况下，矩阵越大，像素越小，构成的图像越细致、清晰，空间分辨力越高。扫描结束后，也可以改变矩阵重建图像。

五、准直

准直与采集通道：CT 机的 X 线管套窗口前方设有狭缝状的前准直器，由高密度金属制成，用以遮挡无用射线，形成扇形 X 线束。目前多数多层螺旋 CT 机还具有后准直器，位于探测器前方，它严格限制了探测器接受照射的实际宽度。

经过准直器的 X 线由探测器单元转换成电信号由采集通道输出。一个采集通道可以对应一排探测器，也可以调整为对应数排探测器，即数排探测器接收的信号共同用于重建一层图像。同时使用几个采集通道通常代表同时采集几层图像。非螺旋 CT 机和单层螺旋 CT 机只有一排探测器，相当于只有一个采集通道。多层螺旋 CT 机的"层数"往往指该 CT 机的最大通道数，而不一定是探测器的排数。

六、层厚

层厚一般指扫描后一幅图像对应的断面厚度。有时也分为扫描时的采集层厚和显示图像的层厚。它是影响图像空间分辨率的一个重要因素。螺旋 CT 扫描采集的数据可以通过重建改变图像层厚。

非螺旋 CT 机前准直的宽度即扇形 X 线束的厚度等于层厚，它通常也是探测器的宽度；单层螺旋 CT 机前准直的宽度通常也是图像的层厚。多层螺旋 CT 设有多排探测器，同时由多排探测器接收 X 线，由多个采集通道输出信号，扫描层厚是一个采集通道所对应的全部体层的厚度。

层厚小，图像纵向空间分辨力好，但在同样曝光条件下，信噪比降低。层厚大，信噪比提高，但纵向空间分辨力下降。所以要协调二者之间的关系以取得最佳效果，目前最新的 CT 机的扫描厚度可达亚毫米级 0.33 mm。扫描层厚需根据被检结构的大小和病变的大小确定。检查内耳、颞骨乳突、眼眶、椎间盘、肾上腺等须采取薄层扫描；观察软组织且范围较大时，选择较大的层厚。通常扫描层厚从 $1 \sim 10$ mm 不等，颅脑扫描层厚常选用 5 mm，胸、腹部扫描常选用 $7.5 \sim 10$ mm。

七、层距

层距的概念一般用于非螺旋扫描，是指相邻两个层面的中点之间的距离。

八、重建间隔

重建间隔指螺旋 CT 重建的相邻图像的中心在纵轴方向的距离。近似于非螺旋 CT 扫描的层距。重建间隔等于层厚时，层面显示无遗漏、无重叠；重建间隔大于层厚时，部分体层层面未显示；重建间隔小于层厚时则为重叠重建。重叠重建可减少部分容积效应，改善 3D 后处理的图像质量。重叠重建时重建间隔一般选择为层厚的 $30\% \sim 50\%$。

九、螺距

螺距是指扫描旋转架旋转一周（360°角）检查床运行的距离与 X 线准直宽度的比值。螺距是一个无量纲的比值。当螺距为 1 时，曝光剂量、重建使用的数据量与非螺旋扫描持平。当螺距大于1时,重建使用数据量小于非螺旋扫描,X线剂量减小,图像信噪比降低,但是扫描速度加快。当螺距小于1时,X线剂量增加,图像质量提高,但是扫描时间延长。当在短时间(如一次屏气)需要大范围扫描时,可使用较大的螺距。

十、旋转速度

随着CT设备的不断进步,X线球管旋转速度也越来越快,目前多数CT机旋转速度为0.5~1.0 s/周,最快可达0.35秒/周。

多层螺旋CT的使用,结合旋转速度加快,明显提高了CT的扫描速度。扫描速度快,减少了运动伪影,减少了因运动而产生的漏扫,缩短了被检者的检查时间;在腹部的增强扫描检查时,保证了多期扫描的时间更准确;时间分辨力提高,结合心电门控技术,更加适用于心脏、大血管、冠状动脉等动态器官的检查;在对急、重症被检者检查时,更适于多部位与大范围的快速检查。减慢扫描速度,曝光时间长,X线剂量增加,可以增加信噪比,提高图像质量。

十一、心电门控

心电门控技术分为前瞻性心电门控和回顾性心电门控两种。前瞻性心电门控采用心电触发技术,根据心电监控预设的扫描时机,在被检者心电图R波的间期触发序列扫描,触发方式既可以选择R-R间期的百分比,也可以选择绝对毫秒值。回顾性心电门控是在记录心电监控信号的同时,采集一段时间、全部心动周期的扫描数据,采用回顾性图像重建的方法,将心电周期相同时期的数据用于图像重建。心电门控技术主要用于心脏成像。

十二、扫描架倾斜角度

当被检组织器官的扫描层面与水平面不相垂直的时候,需将扫描架倾斜一定角度进行扫描。目前多数CT机扫描架前后倾角可达±30°,许多设备设置需在扫描机架的控制面板上操作,有的设备设置也可在控制台上操作。

十三、算法

即CT图像重建时所采用的数学函数。CT图像是数字化的图像,图像重建的数学演算方式有多种,根据显示图像的特点可分为标准算法、软组织算法和骨算法等。要根据检查组织的不同和诊断需要,选择合适的算法,通常CT设备内已预设。标准算法均衡图像的密度分辨力和空间分辨力,适用于一般CT图像的重建,例如颅脑、脊柱等图像重建等;软组织算法适用于需要突出密度分辨力的软组织图像重建,例如肝、脾、肾的图像重建等,图像柔和平滑,密度分辨力高;骨算法提高空间分辨力,强化组织边缘、轮廓,适用于密度差异大、且需要清晰显示细节的部位检查,例如骨质结构(尤其显示骨小梁)、内听道和弥漫性肺间质性病变的图像重建等。算法选择不当,会降低图像质量。螺旋扫描的容积数据可变换算法进行多种算法的图像重建。

在实际操作中,各参数的选择要受到CT机性能的限制,还会受到被检者的扫描部位、扫描范围、X线剂量、诊断对图像的要求等因素的制约。因此,各参数的确定要结合实际需要进行综合考虑,合理选择。

第三节　CT检查的适应证与禁忌证

一、适应证

CT图像由于密度分辨率高、组织结构无重叠,有利于病变的定位、定性诊断,在临床上应用十分广泛。可用于全身各脏器的检查,对疾病的诊断、治疗方案的确定、疗效观察和预后评价等具有重要的参考价值。

(一)颅脑

CT对颅内肿瘤、脑出血、脑梗死、颅脑外伤、颅内感染及寄生虫病、脑先天性畸形、脑萎缩、脑积水和脱髓鞘疾病等具有较大的诊断价值。多层螺旋CT的脑血管三维重组可以获得精细清晰的血管三维图像,对于脑血管畸形的诊断有较大诊断价值。

(二)头颈部

对眼眶和眼球良恶性肿瘤、眼肌病变、乳突及内耳病变、鼻窦及鼻腔的炎症、息肉及肿瘤,鼻咽部肿瘤尤其是鼻咽癌、喉部肿瘤、甲状腺肿瘤以及颈部肿块等均有较好的显示能力;多平面重组、容积重组等后处理技术可以从任意角度、全方位反映病变密度、形态、大小、位置及相邻组织器官的改变,对外伤、肿瘤等病变的显示可靠、清晰、逼真,可以更有效地指导手术。

(三)胸部

CT对肺肿瘤性病变、炎性病变、间质性病变、先天性病变等均可较好地显示。对支气管扩张诊断清晰准确。对支气管肺癌,可以进行早期诊断,显示病灶内部结构,观察肺门和纵隔淋巴结转移;对纵隔肿瘤的准确定位具有不可取代的价值。可显示心包疾患、主动脉瘤、大血管壁和心瓣膜的钙化。冠状动脉CT血管造影可以清晰显示冠状动脉的走行、狭窄,对临床评价冠心病和进行冠脉介入治疗的筛查有重要的价值。

(四)腹部和盆腔

对于肝、胆、脾、胰、肾、肾上腺、输尿管、前列腺、膀胱、睾丸、子宫及附件,腹腔及腹膜后病变的诊断具有一定优势。对于明确占位性病变的部位、大小以及与邻近组织结构的关系、淋巴结有无转移等亦有重要的作用。对于炎症性和外伤性病变能较好显示。对于胃肠道病变,CT能较好显示肠套叠等,亦可较好地显示肿瘤向胃肠腔外侵犯的情况,以及向邻近和远处转移的情况。但目前显示胃肠道腔内病变仍以胃肠道钡剂检查为首选。

(五)脊柱和骨关节

对椎管狭窄,椎间盘膨出、突出,脊椎小关节退变等脊柱退行性病变,脊柱外伤、脊柱结核、脊椎肿瘤等具有较大的诊断价值。对脊髓及半月板的显示不如MRI敏感。对骨关节病变,CT可显示骨肿瘤的内部结构和肿瘤对软组织的侵犯范围,补充X线片的不足。

二、禁忌证

妊娠妇女不宜进行CT检查。急性出血病变不宜进行增强或CT造影检查。CT检查时应注意防护生殖腺和眼睛。

第四节　CT 检查前准备与检查步骤

一、CT 检查前准备

为使 CT 检查取得较好的效果,扫描前的准备工作必不可少。检查前的主要准备有以下几个方面。

(一)了解病情

扫描前应详细询问病史,了解患者携带的有关影像学资料和实验室检查,以供扫描时定位及诊断时参考。

(二)做解释工作

对患者耐心做好扫描说明解释工作,以消除其顾虑和紧张情绪。

(三)胃肠道准备

腹部、盆腔、腰骶部检查者,扫描前一周,不做胃肠道钡剂造影,不服含金属的药物,如铋剂等。扫描前两日少吃多渣食物。腹部检查前 4 h 禁饮食,扫描前口服对比剂,使胃肠道充盈。盆腔检查前晚口服甘露醇等泻剂清洁肠道,若行清洁灌肠更佳;扫描前 2 h 口服对比剂充盈肠道(图 3-8)。

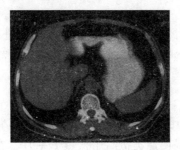

图 3-8　CT 扫描胃肠道内对比剂

(四)制动

根据不同检查部位的需要,确保检查部位的固定,是避免漏扫及减少运动伪影的有效措施。另外,胸腹部检查前应做好呼吸训练,使患者能根据语音提示配合平静呼吸或吸气、屏气;腹部检查前可口服或肌内注射 654-2 注射液 20 mg 以减少胃肠道蠕动;喉部扫描时嘱患者不要做吞咽动作;眼部扫描时嘱患者两眼球向前凝视或闭眼不动;儿童或不合作的患者可口服催眠剂 10% 水合氯醛 0.5 mL/kg(不超过10 mL)以制动。

(五)除去金属物品

摆位时去除扫描范围内患者穿戴及携带的金属物品,如钥匙、手机、发卡、耳环、项链、金属拉链、义齿、带金属扣的皮带、硬币、带金属的纽扣等,以防伪影产生。

(六)增强扫描及造影检查准备

行增强扫描及血管造影检查的患者检查前 4 h 禁食、水,以防发生变态反应时发生呕吐或呛咳将胃内容物误吸入肺;检查前应询问有无过敏史,并做碘过敏试验,试验阴性者请患者或家属在碘对比剂检查说明书上签名。少数低渗型非离子型对比剂变态反应发生率极低,不需做变态反应,但应在增强或造影过程中严密监控,以防意外。

(七)注意监护

危重患者检查时,需请临床科室的医护人员陪同并监护。

(八)防尘

患者更衣、换鞋或穿着鞋套进入扫描室,以防灰尘带入机房,进入机器内部。

(九)注意患者家属防护

患者家属非特殊情况下不要滞留在扫描室内,以避免辐射线损伤。

二、CT 检查步骤

(一)患者的接待与登记

仔细审查 CT 检查申请单是否填写完整,检查部位是否明确和符合要求,并根据病情的轻、重、缓、急和本部门的工作流程合理安排患者的检查时间。给患者做好解释和说明工作以便做好配合,通知患者做好检查前准备。由专门人员进行检查项目的登记和归档。

(二)输入患者的一般资料与扫描相关信息

将患者的姓名、性别、出生年月、CT 号等资料输入 CT 机。有放射科信息系统(RIS)和图像存储与传输系统(PACS)的医院,输入患者资料由工作列表完成。选择扫描方向和患者的体位;如果是增强扫描,要注明 C+,其他特殊扫描方式,必要时也注明。

(三)患者体位的处置

根据检查的要求确定是仰卧还是俯卧,头先进还是足先进;根据检查的需要采用适当的辅助装置,固定检查部位;按不同检查部位调整检查床至合适位置,开启定位指示灯,将患者送入扫描孔内。

(四)扫描前定位

定位就是确定扫描的范围,通常先进行定位像扫描,即球管与探测器位置不变,曝光过程中,检查床载患者匀速移动,扫描图像类似高千伏摄影平片。在该定位像上制订扫描计划,确定扫描范围、层厚、层距等。定位较明确的部位(如颅脑),也可利用定位指示灯直接从患者的体表上定出扫描的起始位置,该方法节省时间,缺点是定位不如通过定位像定位准确。

(五)扫描

选择扫描条件,设计扫描程序,按下曝光按钮。在整个扫描过程中,要密切观察每次扫描的图像,必要时调整扫描的范围或作补充扫描,如肺内发现小病灶,最好加扫小病灶部位的高分辨力 CT。

(六)照相和存储

根据不同的机器情况照相可自动照相或手工照相。自动拍摄是指在 CT 机上可预先设置,扫描完毕 CT 机会自动根据设置依次将所有扫描的图像拍摄完成。手工拍摄是扫描完成后,由人工手动照相。一般扫描完毕的 CT 图像都暂存于 CT 机的硬盘上,如需永久存储,可选择磁带、光盘等存储介质。

三、CT 检查注意事项

主要注意事项有以下几个方面。

（1）CT检查必须注意放射线的防护，要正确、合理地应用CT检查，避免不必要的曝光。对育龄妇女及婴幼儿更应严格掌握适应证，非特殊必要，孕妇禁忌CT检查。CT机及机房本身结构需达到防护标准，以减少被检者、工作人员和与CT机房相邻地区人员的X线辐射剂量。重视个人防护，减少被检者、工作人员的受照剂量。

（2）应认真了解病史、其他检查结果及既往影像检查资料，借以指导本次检查，以免检查范围或扫描参数设置不当。

（3）增强扫描使用的碘对比剂量较大，注射速度快，有引起不良反应，甚至变态反应的可能，碘过敏试验阳性者禁忌增强扫描。过敏体质的患者可选用非离子型对比剂以减少不良反应，使用过程中要严密观察，一旦出现变态反应应及时处理、抢救，否则可能危及生命。为避免迟发型变态反应的发生，检查后应让患者留CT室观察30 min后再离开。CT室应常备必需的急救药品、器械，以备抢救之用。注意药品的有效期，定时添补更新。

（4）危重患者，过多搬动有生命危险者，临床应先控制病情，可待病情较为稳定后再作CT检查。对危重患者的搬动及检查应迅速、轻柔，检查以满足诊断需要为标准，不宜苛求标准延误抢救时间。

第五节　CT的检查方法

一、CT普通扫描

CT普通扫描是指不用对比剂增强或造影的CT扫描，又称CT平扫。平扫是CT扫描最基本的扫描方式。CT检查一般先做平扫，根据扫描结果必要时再做其他扫描方式。

（一）非螺旋CT扫描

非螺旋CT扫描常称轴位扫描或序列扫描。扫描时，检查床载被检者位置不变，球管与探测器系统在曝光的同时围绕人体旋转一圈扫描一个层面，该层面扫描结束后，检查床载被检者移动到下一层面再进行扫描。球管围绕被检者旋转的运行轨迹成一个个独立的圆形。

非螺旋CT扫描管电压通常为120～140 kV，管电流70～260 mA，扫描时间6～20 s，矩阵512×512，层厚5～10 mm，层距5～10 mm，连续扫描。标准算法、软组织算法均可。非螺旋CT扫描对CT机没有特殊要求，在非螺旋CT机和螺旋CT机上都可实施。

非螺旋CT扫描速度慢，不利于被检者制动，但是其数据没有螺旋CT数据的插值，图像信噪比高，质量好，因此经常在某些不需快速扫描的检查部位时使用。颅脑、椎间盘的常规扫描常选用非螺旋扫描。

（二）螺旋CT扫描

螺旋CT(HCT)有单层螺旋CT和多层螺旋CT。螺旋CT扫描机采用滑环技术，球管与探测器系统在曝光的同时围绕人体单向连续旋转，同时检查床载被检者单向连续移动，球管围绕被检者旋转的运行轨迹成螺线形。螺旋CT采集的不是一个层面的数据，而是一个器官或一个部位的纵向连续的扫描数据，因而这种扫描方法又被称为容积扫描。螺旋CT扫描的速度较非螺旋CT大幅度提高，一次屏气大多可完成规定区域的扫描任务，同时减少了呼吸伪影,避免了漏扫。对于连续容积扫描数据,可进行任意的回顾性图像重建、重组,无层间隔大小的约束和重组次数的限制,提高了后处理技术中的多平面和三维成像图像的质量。

SCT 扫描一般管电压为 $80\sim140$ kV,管电流为 $50\sim450$ mA,扫描时间最长可连续曝光 100 s,层厚通常在 $1\sim10$ mm。

多层螺旋 CT(MSCT)一次采集可同时获得多层 CT 图像,包括双层、4 层、8 层、16 层、64 层、320 层等。

多层螺旋 CT 的特点有以下几点:①宽探测器结构。MSCT 探测器排数为多排,球管旋转一周可完成更多层面的容积数据采集并重建出更多层面的图像。②具有先进的旋转方式,有电机皮带驱动、磁悬浮等。③使用大容量 X 线球管。④X 线束为锥形束,根据拟采集的层厚选择锥形束宽度,激发不同数目的探测器,实现一次采集获得多层图像。⑤采集层厚薄。MSCT 采集层厚可达亚毫米级,提高了后处理图像的质量。⑥使用大容量高速计算机处理数据。随着 MSCT 采集到的原始数据量大为增加。采用大容量计算机使处理速度相应加快,重建时间更短,图像后处理更快捷。

MSCT 的临床应用范围比单层螺旋 CT 有了进一步扩展,它除具有单层螺旋 CT 的优点外,还有以下优势。①同层厚时的扫描速度提高。有利于进行血管检查、胸腹部的检查和对急、重症被检者的检查。②检测效率提高。MSCT 将单层螺旋 CT 中纵向扫描层面两侧被浪费的 X 线用来采集数据,提高了 X 线的利用率。整个器官或一个部位一次屏息下的容积扫描,不会产生病灶的遗漏。③CT 图像质量提高。MSCT 扫描时获取的容积数据,具有较高的纵向分辨力,减少了容积效应和运动伪影。④图像后处理质量提高:MSCT 在相同扫描时间内可获得范围更长或范围相同但层面更薄的容积数据,并且可任意地、回顾性重建,获得更加清晰、直观、逼真的后处理图像。⑤同层厚时 X 线剂量减少。MSCT 对射线的利用率较高,减少了 X 线管的负荷,降低了 X 线管的损耗。

经过 20 年的发展,MSCT 无论从硬件技术,还是软件功能等方面均有了很大的提高,并在许多临床应用方面显示出优势,如心脏和冠状动脉成像、脑血管成像、CT 灌注成像、智能血管分析以及骨关节容积重组等。

(三)双源 CT 扫描

双源 CT(DSCT)是 2005 年推出的新型 CT 扫描仪,它的基本结构秉承了多层螺旋 CT 的设计,但在 X 线球管和探测器系统做了大胆的创新,由沿袭使用的一个球管、一组探测器系统,改变成了双球管和双探测器系统,两套采集系统同置于扫描机架内,成 90°角排列,两个球管既可同时工作,也可分别使用。当心脏成像、双能减影和全身大范围扫描时,可采用两个球管同时工作,一般的扫描可只用一组球管探测器系统工作。

双源 CT 进一步提高了扫描速度和时间分辨力,对心脏的 CT 检查具有明显的优势,减小了对心率的依赖。双源 CT 的两个球管设置不同的千伏值时,发射不同的能量,还可以进行双能量成像。

(四)薄层扫描

薄层扫描是指层厚≤5 mm 的扫描方法。目前应用非常广泛,一般采用 $1\sim5$ mm。在普通 CT 机和螺旋 CT 机上都可实施,平扫和增强扫描均可,主要优点是减少部分容积效应。薄层扫描的主要用途有以下几个方面。

(1)较小组织器官如鞍区、颞骨乳突、眼眶、椎间盘等,常规用薄层平扫。

(2)检出较小病灶,如肝脏、肾脏等的小病灶,胆系和泌尿系的梗阻部位等,在普通扫描的基础上加做薄层扫描。

(3)一些较大的病变,为了观察病变的内部细节,局部可加做薄层扫描。

(4)拟进行图像后处理,最好用薄层螺旋扫描,扫描层面越薄,重组图像的质量越高。薄层扫描因层面接受 X 线光子减少,信噪比降低,图像质量有所下降。为保证符合诊断需要的图像质量,通常需增大扫描条件。目前最薄的扫描可达亚毫米扫描,即小于 1 mm 层厚的扫描。从诊断意义上讲,1 mm 以下的薄层层面信息主要用于图像后处理重组。

(五)连续扫描、重叠扫描、间隔扫描

根据层距和层厚的关系,分为连续扫描、重叠扫描、间隔扫描。若层距与层厚相等,则为连续扫描(也称序列扫描),各层之间既无间隙,也无重叠;若层距大于层厚,则为间隔扫描,部分层面组织未被扫描;若层距小于层厚,则为重叠扫描,层面相邻部分重复扫描。CT 检查常规使用连续扫描,肺高分辨扫描通常使用间隔扫描,重叠扫描通常指非螺旋CT 而言,现已少用。

(六)靶扫描

靶扫描是指对较小的感兴趣区进行扫描的方法,又称放大扫描、目标扫描。通常对检查部位先行普通扫描,利用此扫描图像确定感兴趣区,缩小扫描视野后进行的扫描。靶扫描图像增加了感兴趣区的像素数目,提高了空间分辨力。多层螺旋CT 通常采用扫描后小视野、大矩阵重建的方式减小像素尺寸,提高空间分辨力。

靶扫描主要用于小器官和小病灶的显示,如垂体、内耳、肾上腺、肺内孤立结节的扫描。对CT 机没有特殊要求,扫描条件与普通扫描相同。

(七)高分辨力CT 扫描

高分辨力CT(HRCT)是使用较高的 X 线剂量进行薄层扫描,大矩阵、骨算法重建图像,获得具有良好的空间分辨力CT 图像的扫描方法。有时还采用小视野重建图像。管电压120~140 kV,管电流120~220 mA,层厚 1~2 mm,层距可视扫描范围大小决定,可无间隔或有间隔扫描,矩阵通常 512×512,选用骨算法重建。此方法突出优点是具有良好的空间分辨力,主要用于小病灶、小器官和病变细微结构的检查。如肺部 HRCT,能清晰显示以次级肺小叶为基本单位的肺内细微结构,有助于诊断和鉴别诊断支气管扩张、肺内小结节、弥漫性间质性病变等。也可用于检查内耳、颞骨乳突、肾上腺等小器官。HRCT 扫描因层厚小,需使用高的曝光条件。

(八)定量扫描

定量CT(QCT)是指利用CT 检查来测定某一感兴趣区内特殊组织的某一种化学成分含量的扫描方法。依 X 线的能级分单能定量CT 和多能定量CT。用于测定骨矿物质含量,监测骨质疏松或其他代谢性骨病被检者的骨矿物质密度。扫描时在被检者胸腰椎下面放置标准密度校正体模,体模内含数个已知不同密度的溶液或固体参照物。扫描后测量各感兴趣区的CT 值,通过专用软件,与参照密度校正并计算出骨密度值。

(九)低剂量 CT

低剂量 CT(LDCT)扫描：低剂量扫描指在保证诊断要求的前提下，降低扫描 X 线剂量进行 CT 扫描的方法，可以降低被检者 X 线吸收剂量，并且减少球管损耗。随着 MSCT 技术的不断发展，LDCT 在成人胸部健康体检、肺癌普查、肺小结节病变随访、眼眶、鼻窦及儿童颅脑中的应用越来越受到重视并发挥很大的作用。

(十)双能量成像

利用双源 CT 两种不同的能量采集的数据进行处理，实现组织结构的减影、识别等的 CT 技术称为 CT 双能量成像。双能量成像开辟了 CT 临床应用的新领域。双源 CT 可利用两个 X 线球管发射不同的能量(即设置不同的千伏值，如 140 kV 和 80 kV)，两种不同的能量对不同的组织的衰减值不相同，如某被检者在 80 kV 时，骨骼的 CT 值为 670 Hu，对比剂为 296 Hu；当能量提高为 140 kV 时，骨骼的 CT 值降低为 450 Hu，而对比剂降低为 144 Hu。利用两种不同的能量，DSCT 可对血管增强与骨骼进行直接减影；可对某些组织如肿瘤组织进行特征性识别；可对人体的体液成分进行识别；可对人体不同成分的结石进行鉴别；此外，还在四肢韧带、肌腱和软骨的显示与疾病诊断方面展现出令人满意的效果。

(十一)CT 透视及 CT 导向穿刺活检

CT 快速连续扫描的同时，进行高速图像重建和连续图像显示，可以达到近似 X 线透视的实时观察图像的效果，称为 CT 透视。CT 透视主要用于 CT 导向穿刺活检。CT 导向穿刺活检是在 CT 引导下，将穿刺针刺入病灶内，进行组织活检、抽吸、注入药物等诊断、治疗的手段。在常规 CT 扫描的基础上，确定出病灶位置，在病灶区对应的体表表面，贴上进针的体表标志，在此区域扫描数层，确定病灶中心层面所对应的体表标志的进针点、进针深度和角度。在 CT 透视扫描下，进针并监视调整进针的方向位置，位置满意后进行组织活检、抽吸、注入药物等临床操作。CT 透视能在 CT 扫描的同时观察针尖的位置与病灶的关系，操作者可以实时、快速、准确地调整穿刺针的方向和深度，与一般的 CT 引导的穿刺相比，明显提高了病灶穿刺活检的准确性，同时能及时发现和处理穿刺过程中的并发症。不足之处在于术者接收 X 线辐射和被检者局部 X 线照射量较大、穿刺针的金属伪影、重建伪影和图像显示延迟等问题有待进一步解决。

二、CT 增强扫描

静脉注射对比剂后的扫描称增强扫描(CE)。其作用是增加组织器官的对比度，临床应用普遍。注射对比剂后血液内碘浓度增高，血管和血供丰富的组织结构含碘量升高，而血供少的组织结构含碘量较低，使组织结构的密度差别增大，正常组织与病变组织之间密度差别增大，有利于病变的显示和区别。

(一)对比剂

1.对比剂

用于增强扫描的水溶性碘对比剂与 X 线血管造影用对比剂基本相同，多为三碘苯环的衍生物，根据分子结构在溶液中以离子或分子形式存在分为两种类型，以离子形式存在的称为离子型对比剂，以分子形式存在的称为非离子型对比剂。两种类型均有单体和二聚体之分。离子型单体对比剂渗透压高 1500～1600 mOsm/kg，非离子型单体对比剂渗透压为 500～700 mOsm/

kg二聚体对比剂渗透压均比相应单体减半。碘对比剂的浓度多为 300~400 mgI/mL。

一般使用非离子型对比剂进行 CT 增强扫描。常用的药物有:碘海醇(又名碘苯六醇、欧乃派克)、碘普胺(优维显)、碘佛醇(安射力)、碘帕醇(碘必乐)、碘比醇等。

2.对比剂毒性不良反应和变态反应

对比剂进入体内,有化学毒性、渗透压毒性、免疫反应、离子失衡、肝肾功能损害等毒性反应,部分被检者还可以发生变态反应,变态反应的临床表现及处理详见造影检查部分。

3.对比剂的注射方法及用量

对比剂用量一般按体重计算,15~20 mL/kg,儿童用量酌减。根据不同的检查部位、扫描方法、被检者的年龄、体质等,其用量、流速略有不同。

对比剂通常使用静脉团注法通过手背静脉或肘静脉注射。以 25~35 mL/s 的流速快速注入对比剂80~100 mL,然后进行扫描。其血管增强效果明显,应用广泛。另一种注射方法是快速静脉滴注法,即以1.5~20 mL/s的流速将 100~120 mL 的对比剂快速滴注,当注入一半左右时开始扫描。此方法血管内对比剂浓度维持时间较长,但强化效果不如团注法,不利于时相的选择和微小病变的显示,多用于扫描速度慢的 CT 机,现已少用。

CT 增强扫描通常使用高压注射器准确、匀速地注入对比剂。高压注射器由注射头、控制台、机架和多向移动臂组成,有单筒高压注射器和双筒高压注射器。使用双筒高压注射器时,对比剂和生理盐水分别抽入注射头上的两个针筒内。注射参数可在控制台上进行选择,通常包括注射顺序、注射速度(mL/s)、注射总量(mL)等。血管造影时,在对比剂注射后常需紧接着注射生理盐水 30~50 mL,可以减少高浓度对比剂对上肢血管的刺激、将残留在输液管内的对比剂冲入血管,以及迅速推移静脉内的高浓度的对比剂以免造成放射状伪影。

(二)增强扫描的方法

1.常规增强扫描

常规增强扫描是指静脉注射对比剂后按普通扫描的方法进行扫描。

2.动态增强扫描

动态增强扫描是指静脉注射对比剂后,在极短的时间内对感兴趣区进行快速连续扫描。对比剂通常采用团注法静脉注入。扫描方式有以下几种。

(1)进床式动态扫描,通常使用螺旋 CT,对一组层面或整个脏器连续进行数次增强扫描。

(2)同层动态扫描,可选病灶的最大层面或感兴趣层面,对该层面连续进行多次扫描。

动态增强扫描可以获得动脉早期、动脉期、静脉期、静脉晚期等不同时相的强化图像。还可以针对多次扫描的同一病灶测定 CT 值,将其制成时间密度曲线,以研究该层面病变血供的动态变化特点,借以诊断及鉴别诊断。

3.延迟增强扫描

延迟增强扫描是在常规增强扫描后延迟数分钟至数小时再行感兴趣区扫描的方法。此方法作为增强扫描的一种补充,观察组织与病变在不同时间的密度差异,可用于肝脏小病灶的检出及肝癌和肝海绵状血管瘤之间的鉴别及肾盂、膀胱病变的显示等。

4.双期和多期增强扫描

双期和多期增强扫描是指一次静脉注射对比剂后,分别于血供的不同时期,对欲检查器官进行两次或多次扫描。扫描步骤如以下所述。

(1)根据平扫选择增强扫描范围,设定不同时期的开始时间,扫描条件与平扫相同。

(2)抽取对比剂80～100 mL,生理盐水30～50 mL,建立手背静脉通道。设定高压注射器注射参数。

(3)检查各项参数无误,同时按下注射开始键和扫描键,CT机即按设置好的起始扫描时间对欲检查器官分别进行两次或多次扫描。

此方法可用于身体各个部位,利用螺旋CT机扫描速度快的优势,准确显示不同时期组织器官及病灶的血供特点,提高病灶的检出率和定性能力。各期扫描的扫描时机与脏器血液循环时间有关,另外也受年龄、体质、心肾功能、有无门静脉高压等因素影响,操作中要根据部位的不同,综合考虑各种因素,灵活选定扫描时机,才能获得最佳的增强图像。

(三)增强扫描的应用

增强扫描增加了组织与病变间密度的差别,更清楚地显示病变与周围组织间的关系及病变的大小、形态、范围,有助于发现平扫未显示或显示不清楚的病变;不同的病变显示不同的增强特性,增强扫描可以动态观察某些脏器或病变中对比剂的分布与排泄情况,根据其特点,判断病变性质。如肝脏海绵状血管瘤和肝癌的增强扫描表现特点不同,原发性肝癌和肝脏转移性肿瘤的增强特点不同。增强扫描还可以帮助区分病变组织和水肿等继发改变;可以借以鉴别血管结构和淋巴结等其他结构;可观察血管结构及血管性病变。增强扫描得到了广泛应用,目前已成为大部分占位性病变的常规检查手段。

螺旋CT尤其是多层螺旋CT的广泛应用,提供了更快的扫描速度、更薄的扫描层面,保证了多期扫描的扫描时间更准确;提高了对比剂的利用率,对比剂用量相对减少;在心脏检查时,明显改善了冠状动脉及心脏形态学的显示;在脑、肺、肝及肾脏病变的CT灌注成像及功能分析方面也显示出很大的潜能。

三、CT 血管造影

CT血管造影(CTA)实质是血管的增强扫描,经周围静脉快速注入对比剂后,在靶血管对比剂充盈的高峰期,使用多层螺旋CT进行快速连续的薄层扫描,并经重组得到血管的直观图像。CT血管造影需要多层螺旋CT,螺距0.3～2,层厚0.5～1.5 mm,重建间隔0.5～1 mm,矩阵512×512,对比剂为碘对比剂,浓度大于300 mgI/mL,经手背静脉或肘静脉团注法注入,注射速度3.5～4.5 mL/s,注射总量80～100 mL,对比剂注射后紧接着注射30～50 mL 生理盐水。开始注射对比剂后,经过一定的延迟时间进行快速薄层扫描。目前较多通过团注法追踪智能触发技术自动触发扫描。还可以根据经验值确定延迟时间进行扫描。也可以采用小剂量对比剂预扫描实验确定延迟时间,通常使用碘对比剂 20 mL,生理盐水 20 mL,进行小剂量对比剂同层动态测试,测定靶血管的CT值变化,绘制时间密度曲线,根据CT值峰值制定出延迟时间。CTA准确确定扫描时机非常重要,过早扫描会使靶血管的起始段不明显,过晚启动会使靶血管显影浅淡。

多层螺旋CT和双源CT的薄层、快速扫描给CTA提供了设备保证。扫描获得的高空间、高时间分辨率容积数据经重建、重组后可以充分显示血管形态、走形、分布、管腔狭窄与扩张等,并可通过分析软件进行多种分析。CTA属于无创或微创检查,高质量的CTA图像接近血管造影,可以显示1～4级,甚至5级动脉结构。三维显示立体结构清楚,可以任意角度旋转观察,目前广泛用于全身各大血管,如主动脉、肾动脉、颈动脉、冠状动脉、脑血管等的检查,尤其是冠状动脉病变筛选、斑块评价、支架与搭桥术后随访以及主动脉病变与肺动脉栓塞等病变的检查与诊断方面越来越成为首选检查方法。CTA的最大局限性在于部分容积效应,使相邻结构间发生密度值的传递及边缘模糊,其诊断准确率、空间和时间分辨率仍不如常规血管造影。随着CT扫描技术的不断提高和三维技术软件的不断更新,CTA技术的应用将更加广泛和普及,在某些大血管病变的诊断而不需要介入治疗的情况下,CTA有取代DSA的趋势。

四、CT 灌注成像

CT灌注成像(CTP)是指用CT同层动态增强扫描来分析局部器官或病变的动态血流变化,并以图形和图像的形式将其显示出来的一种功能性成像技术。CT灌注成像属于CT功能成像技术,原理是经静脉团注对比剂后,在对比剂首次通过受检组织的过程中对选定层面进行快速、连续扫描,而后利用灌注软件测量所获得图像像素值的密度变化,并采用灰度或色彩在图像上表示,最终得到人体器官的灌注图像。需在MSCT机上进行扫描,团注水溶性非离子型碘对比剂,并使用专用灌注软件进行处理和分析。CTP可以获得扫描层面内每一像素的时间-密度曲线(TDC),根据该曲线利用不同的数学模型计算出血流量(BF)、血容量(BV)、相对组织血容量(rBV)、对比剂峰值时间(TTP)和平均通过时间(MTT)等。

BF是指单位体积组织在单位时间内的血液供应量,与组织器官或病变的血容量、组织耗氧量、静脉引流和淋巴回流状况等因素有关;BV指某一体积组织内血液的含量;相对组织血容量是指单位体积的相对血液含量;MTT是指对比剂由供血动脉进入组织并到达引流静脉所需时间的平均值。CTP是一种定量的检查方法,目前应用较多的是脑血流灌注,对缺血性脑梗死的早期诊断具有明显优越性;在肿瘤病变的鉴别诊断和分级诊断以及其他方面的应用也具有较好的应用前景。

五、实时增强监视

实时增强监视是指增强扫描时对一定解剖区域的CT值进行监视,并根据CT值的变动来自动触发预定的扫描程序。实时增强监视并不是一种独立的检查方法,而是增强扫描,尤其是CT心脏、血管造影检查的一种辅助手段,它是通过软件来协助实施的,也称团注追踪技术。首先对检查器官进行平扫,然后设定好增强扫描的扫描程序,在靶血管内选定一个监测的感兴趣区并设定CT值阈值,开始注射对比剂并延迟一定时间后即对该区进行连续的快速扫描,并监视其CT值的变化,当对比剂到达该区时CT值会突然升高,达到预定阈值时则会自动触发预定的扫描程序。靶血管常选用主动脉根部或者颈内动脉,注射对比剂开始后延迟的时间常为5 s左右,CT值阈值根据对比剂浓度、用量、注射速度、解剖部位不同而不同,通常在80～100 Hu。当感兴趣区放置不当等原因导致自动触发失败时,需根据情况立即手动启动扫描。

实时增强监视为增强扫描准确掌握扫描时机提供了可能。增强扫描时,从静脉开始注射对比剂到对比剂到达不同器官的动脉期和静脉期的时间不同,且被检者的年龄、性别、体质、心排血量和心率、是否伴有门静脉高压等均会影响对比剂到达各个器官的时间,而根据经验确定开始扫描时间难免产生人为的误差,扫描时机不准确,导致图像诊断信息损失。而实时增强监视则有效地解决了这一难题,可准确地确定开始扫描的最佳时间,使扫描时间与器官组织的增强同步,从而获得高质量的增强图像。

六、PET-CT

(一)工作原理

PET-CT 扫描仪是正电子发射体层摄影(PET)和 CT 有机组合的产物。它基于肿瘤组织的代谢与正常组织的代谢不同,通过正电子药物示踪剂在 PET-CT 显像上反映,是目前诊断肿瘤的强有力的检测手段。这种检测方法无痛、无创伤、能对肿瘤进行早期诊断,在临床中应用越来越普遍。目前应用得最多的 PET 显像剂是放射性核素[18]F-脱氧葡萄糖(^{18}F-FDG)。它是一种正电子糖代谢显像剂,由回旋加速器产生,然后经过化学合成,其显像机制是恶性肿瘤细胞增殖活跃,对能量需求量大,显像剂在恶性肿瘤内浓聚。

检查前,一般需禁食 6 h,测量血糖<7.0 mmol/L,静脉注射显像剂,安静休息 60 min,排尿后进行检查。先行 CT 扫描,然后进行 PET 2D 或 3D 扫描。扫描范围可为部分肢体、头颈躯干部或者全身,必要时可于 1~2.5 h 后行盆腔延迟显像。PET 图像可以反映病灶生化代谢功能的变化,但是图像空间分辨力低;CT 图像空间分辨力高,解剖结构显示精细;PET/CT 除了分别获得 PET 图像和 CT 图像外,还可以将二者图像融合,优势互补,大大提高了诊断价值。肿瘤的放射性摄取程度可通过图像观察,也可通过测量标准摄取值(SUV)判断。

PET-CT 中的 CT 扫描主要具有两项基本功能。

(1)采用低辐射剂量技术进行局部和全身 CT 扫描,对检查部位的病灶进行准确定位。

(2)采用 X 线对 PET 图像进行衰减校正以提高 PET 图像的分辨率、缩短检查时间。

(二)临床应用

PET-CT 目前在临床上主要应用于肿瘤、心血管系统疾病和神经系统疾病三个方面。

(1)在肿瘤疾病中的应用:肿瘤的诊断与鉴别诊断,尤其在恶性肿瘤早期发现、隐匿性转移和复发灶上有较高的临床价值;提供恶性肿瘤准确的分期和分级,为制订治疗方案提供可靠的依据;鉴别诊断治疗后肿瘤的变化,如瘢痕、放射性坏死与肿瘤复发残余,并对肿瘤治疗的疗效进行评估;为不明原因的转移性肿瘤寻找原发病灶;为恶性肿瘤放疗提供准确的定位。

(2)在心血管系统中的应用:冠心病的诊断和监测,心肌存活率测定,引导导管介入手术,心肌病的辅助诊断等。在冠心病的诊断中,PET-CT 的 CT 技术重点,在心脏冠状动脉成像、冠状动脉钙化定量分析以及心功能的计算,而 PET 成像的重点是心肌血流灌注,心肌代谢以及心室功能研究,这些信息的结合可以全面了解血管状况与心肌血流灌注之间的关系、心肌血流代谢灌注的心肌存活情况以及心室功能状况等信息。

(3)在神经系统疾病中的应用:多用来研究脑缺血和梗死时的一些参数,包括局部脑血流、局部脑氧代谢率、局部脑氧摄取分数、局部脑血流容积等。

第六节 CT 图像的特点及影响图像质量的因素

一、CT 图像的特点

CT 图像是重建图像,是由一定数目从黑到白不同灰度的像素按矩阵排列所构成。这些像素反映的是相应体素的 X 线吸收系数。像素的大小与数目因 CT 装置不同而异,其大小可以是 1.0 mm×1.0 mm、0.5 mm×0.5 mm 不等,数目可以是 256×256、512×512 不等。显然,像素越小,数目越多,构成的图像就越细致,即空间分辨力越高。CT 图像的空间分辨力不如 X 线图像高,因此目前 CT 检查尚不能完全代替 X 线检查。但是,CT 图像的密度分辨力比 X 线图像高,因此,人体软组织的密度差别虽然很小,吸收系数多接近于水,也能形成对比而成像。所以,CT 可以更好地显示由软组织构成的器官,如脑、脊髓、纵隔、肺、肝、胆、胰以及盆腔器官等,这是 CT 的最大优点。CT 图像可以用不同的灰度来表示,以反映器官和组织对 X 线的吸收程度。因此,CT 图像与 X 线图像所示的黑白影像一样,黑影表示低吸收区,即低密度区,如脑室、肺部;白影表示高吸收区,即高密度区,如骨骼。

X 线图像可反映正常与病变组织的密度,如高密度和低密度,但没有量的概念,不能量化。CT 图像不仅可以用不同灰度显示其密度的高低,还可以用组织对 X 线的吸收系数来说明其密度高低的程度,是可以量化的。X 线吸收系数即指 X 线穿过物体时,X 线被物体吸收的数值。实际工作中,不用 X 线吸收系数,而是将其换算成 CT 值,用 CT 值来说明密度,单位为 HU。

目前 CT 值是以水为基准的,水的吸收系数为 1.0,CT 值定为 0 Hu;人体中密度最高的骨皮质吸收系数最高,CT 值定为 +1000 Hu;空气密度最低,CT 值定为 -1000 Hu。人体中密度不同的各种组织的 CT 值均介于 -1000 Hu~+1000 Hu。人体软组织的 CT 值虽然多与水相近,但由于 CT 的密度分辨力高,所以即使密度差别较小,也可形成对比而显影。因此,在描述具体某一组织影像的密度高低时,我们不仅可以用高密度或低密度来形容,而且还可以用它们的 CT 值来说明密度的高低程度。

CT 图像是断面图像,常用的是横断面。为了显示整个器官,需要多幅连续的断面图像,通过 CT 设备上图像重建程序的使用,还可获得重组冠状面、矢状面以及任意斜面的层面图像。

二、CT 图像质量的影响因素

影响 CT 图像的因素很多,除 CT 机的性能等固有因素外,还有许多变量因素如检查前的准备工作、算法的选择、分辨力、噪声、部分容积效应、伪影、窗宽和窗位的选择等均可直接影响 CT 图像的质量。因此,在 CT 检查中,应熟悉这些变量因素并合理加以控制,才能获得高质量的 CT 图像。

(一)CT 检查前的准备

CT 检查前要详细询问病史,向患者说明 CT 检查的注意事项;嘱患者去除扫描范围内身体表面的高密度物品,如发夹、耳环、项链、金属拉链、皮带等;了解患者近期有无做胃肠道钡剂检查或吞服含金属成分的高密度药片史,以消除这些物质对检查部位的影响;了解患者有无变态反应史,以便在增强检查前做好预防措施。

患者的摆位一定要准确,被检查部位应位于扫描野的中央,同时根据患者的检查部位正确选用扫描野。患者摆位不正和扫描野选择不当均会影响 CT 的诊断质量。

(二)算法的选择

CT 图像是数字化图像,图像重建的数学演算方式是机内设定的,常用的有标准算法、软组织算法和骨算法等。一般应根据检查部位的组织成分和密度差异,选择合适的数学演算方式。标准算法适用于一般 CT 图像的重建,如颅脑图像重建等;软组织算法适用于需要突出密度分辨力的软组织图像重建,如腹部器官的图像重建等;骨算法适用于需要突出空间分辨力的图像重建,如骨质结构和内听道的图像重建等。算法选择不当,会降低图像的分辨力。螺旋扫描的容积数据可变换算法,进行多种算法的图像重建。

(三)分辨力

CT 的分辨力分为空间分辨力和密度分辨力,它们是判断 CT 机性能和图像质量的两个重要指标。CT 图像的空间分辨力不如 X 线图像高,但密度分辨力则比 X 线图像高得多,它可分辨 X 线图像所无法分辨的组织。即使两个相邻的软组织密度差别不大,仍可形成对比而显影。虽然我们希望同时提高空间分辨力和密度分辨力,以提高图像质量,但两者相互制约。若像素小、数目多,图像就细致、清楚,即空间分辨力提高,但在 X 线总量不变的条件下,每个单位容积所获得的光子数却按比例减少,致使密度分辨力下降,那些密度差微小的组织就不易显示。如果要保持原来的密度分辨力,就需要增加 X 线量。这样,就必须提高 X 线发生装置的性能,并且要考虑患者所接受的 X 线剂量的大小。

(四)部分容积效应与周围间隙现象

1.部分容积效应

在同一扫描层面内含有两种以上不同密度横行走行而又相互重叠的组织时,所测得的 CT 值则不能如实反映其中任何一种组织的真实 CT 值,而是这些组织的平均 CT 值,这种现象称为部分容积效应或部分容积现象。显然,部分容积效应与 CT 扫描层厚和被检组织周围的密度有明显关系。对于小于层厚的小病变 CT 虽可显影,但所测得的 CT 值并不能真实反映该病变组织的 CT 值,因此,在评价小病变的 CT 值时必须注意部分容积效应的影响。如病变组织比周围组织密度高而其厚度小于层厚时,所测得的 CT 值比实际的 CT 值小,反之,病变组织密度比周围组织密度低而其厚度小于层厚时,则所测得的 CT 值要比实际的 CT 值高。另外,由于部分容积效应的影响,层面内不同构造组织的边缘如被斜行横断,则其轮廓由于 CT 值的不准确而显示不清。如侧脑室侧壁和没有扩大的侧脑室下角轮廓的显示不清就是这种原因。眼眶横断面图像中,视神经的 CT 值不真实也是这一原因。

2.周围间隙现象

在同一扫描层面内,与层面垂直的两个相邻但密度不同的组织,其边缘部的 CT 值不能准确测得,结果在 CT 图像上,其交界处的影像不能清楚分辨,这种现象即为周围间隙现象。这是因为扫描 X 线束宽、透过 X 线测量的间隙间隔和像素大小之间不一致的缘故。这种扫描线束在两种组织的邻接处其测量值相互重叠造成的物理现象,实质上也是一种容积效应。周围间隙现象的存在,使密度不同的组织交界处,在密度高的组织边缘,其 CT 值小,而在密度低的组织边缘,其 CT 值大。对于密度差别小的组织相邻时,交界处影像不清,图像上可辨别不出密度上的差别。

基于上述原因,CT 图像上显示的结构或病变的形状、大小和 CT 值并不一定同它本身的真实情况相一致。各个像素所示的 CT 值也不一定能准确代表相应组织容积的 CT 值。

(五)伪影

CT 图像中出现与被扫描组织结构无关的异常影像,称为伪影。CT 图像上可出现各种各样的伪影,应正确认识。以免造成误诊或解释上的困难。伪影发生的原因较多,大致包括以下几个方面。

1.设备原因所致的伪影

探测器、数据转换器损坏或传输电缆工作状态不稳定、接口松脱、CT 机使用前未做校准、球管不在中心位置、球管极度老化、探测器的敏感性漂移等均可产生伪影,常见的伪影形态有环状、条状、点状和同心圆状等。

2.患者原因所致的伪影

患者原因所致的伪影可以分为以下几种。

(1)运动伪影:因扫描部位不固定产生,如患者移动或扫描器官自身的运动。常见的伪影形态为与扫描方向一致的条状低密度影。

(2)线束硬化伪影:因扫描范围内组织间密度差异较大产生,如扫描范围内的金属异物、钡剂、碘油等均可产生条状或星状伪影,颅底、扫描野外的肢体、骨嵴、钙化以及胃肠道内的气体等亦可产生伪影。

3.扫描条件不当所致的伪影

CT 检查时,选用的扫描参数不当,如选的扫描视野和显示视野与扫描部位大小不匹配或扫描参数设定过低时亦可产生伪影。

伪影的出现势必降低图像质量,甚至影响对病变的分析诊断。因此,应当正确认识伪影,分析产生伪影的原因,做好扫描前的准备工作,及时去除造成伪影的因素,尽量避免或减少伪影的出现。对于在扫描中患者的自主或不自主运动如呼吸、肠蠕动、心脏搏动等所引起的伪影,可以通过训练患者和缩短扫描时间加以克服;正常结构如骨嵴、钙化与异物造成的伪影,可通过调整扫描基线角度再行扫描加以克服;调整窗位与窗宽也有可能减少伪影的干扰。为了保证诊断的正确性,对伪影较多的图像,应在去除产生伪影的原因后重新扫描,切忌在伪影较多的图像上进行诊断。

(六)噪声

噪声有扫描噪声和组织噪声之分,两者均可影响图像的质量。扫描噪声是因为 X 线穿透人体到达探测器的光子数量有限,致使光子在矩阵内各像素的分布不均,导致密度相等的组织或水在图像上的各点的 CT 值不相等。扫描噪声主要与球管电流和扫描时间有关,即与 X 线剂量有关,必须根据检查部位的组织厚度和密度选择毫安量。增加毫安量则增加了图像的信息量,同时也降低了图像的噪声,从而提高了图像的密度分辨率;若毫安量偏低,可能会导致曝光量不足。使到达探测器的光子量不足,从而降低了图像的密度分辨力。因此,当检查部位较厚或组织结构重叠较多时,应选择较高的毫安量并适当延长扫描时间;对于检查部位较薄或较小的病变,在采用薄层扫描的同时,亦应提高 mAs。一般来说,噪声与 X 线剂量的关系是,增加 4 倍的 X 线量,可使图像的扫描噪声减半。另外,扫描时间延长 1 倍,可使信息量增加 1 倍,这种方法较适用于密度差别较小的组织或两密度差别较大的组织的交界部,使其图像的对比加强,有利于细小病变的显示。但是,无论是增加 X 线量还是延长扫描时间,均会加大患者的 X 线辐射量,同时,扫描时间的延长又会增加产生运动伪影的机会,因而必须合理地加以选择。原则上,在使探测器获得适量的X线量以保证图像质量的前提下,CT 机所能达到的最快扫描速度即为合理的扫描时间。

组织噪声是由各种组织平均 CT 值差异所造成,即同一组织的 CT 值常在一定范围内变化,而不同组织亦可具有同一 CT 值。另外,电压的变化亦可影响 CT 值的测定。

(七)窗宽和窗位

窗技术是 CT 检查中用以观察不同密度的正常组织结构或病变组织的一种显示技术,包括窗宽和窗位。由于各种组织结构或病变的 CT 值各不相同,因此,欲显示某一组织结构细节时,应当选择合适的窗宽和窗位来显示该组织结构或病变,以获得最佳的图像。人体内不同密度的组织 CT 值均介于 2000 个分度之间,如果 CT 图像用 2000 个灰阶来表示,其图像层次将非常丰富。但人眼一般仅能分辨出 16 个灰阶,若将 2000 个分度划分为 16 个灰阶,则每个灰阶的 CT 值为 125(2000/16)HU,即相邻两个组织间 CT 值相差 125 Hu 时,人眼才能分辨。为了能观察到 CT 机所具有的较高的密度分辨力,引进了窗宽和窗位。

窗宽是指 CT 图像上所能显示的 CT 值范围。在此 CT 值范围内的组织或病变均以不同的灰度显示。CT 值高于此范围的组织和病变,无论高出程度有多少,均以白影显示,不再有灰度差异;反之,低于此范围的组织结构,不论低多少,均以黑影显示,也无灰度差别。加大窗宽,则图像所示 CT 值范围加大。显示具有不同密度的组织结构增多,但各结构之间的灰度差别也就相应减少;反之,缩小窗宽,则显示的组织结构减少,各结构之间的灰度差别就增加。如观察脑实质的窗宽常为 −10～＋90 Hu,即密度在 −10～＋90 Hu 范围内的各种结构如脑实质和脑室系统等均以不同的灰度显示;而高于 ＋90 Hu 的组织结构如骨组织及颅内钙化等均以白影显示,无灰度差别;而低于 −10 Hu 的组织结构如皮下脂肪、乳突气房及颅内积气等均以黑影显示,其间也无灰度差别。

窗位通常是以欲观察组织的 CT 值为中心,又称窗中心。同样的窗宽,由于窗位不同,其所包括的 CT 范围也不同。例如窗宽保持 100 Hu 不变时,若窗位为 0 Hu 时,其 CT 值范围为 −50～＋50 Hu;若窗位改为 50 Hu,则其 CT 值范围为 0～＋100 Hu。

窗宽和窗位的选择,关系到组织结构细节的显示,一般根据欲显示结构的 CT 值的变化范围来确定合适的窗宽和窗位,尤其当正常组织与病变组织间密度差别较小时,必须使用窄窗宽才能显示病变。加大窗宽,图像层次增多,组织对比减少,细节显示差;缩小窗宽,图像层次减少,组织对比增加。因此,必须选择合适的窗宽和窗位,相互协调,才能获得既有一定层次,又有良好对比的图像。另外,在同一 CT 扫描层面,可根据欲观察组织结构的不同,选择不同的窗宽和窗位,如胸部 CT 检查时的肺窗和纵隔窗,颅脑 CT 检查时的脑窗(软组织窗)和骨窗等。

必须指出,不同的 CT 机型,因性能差异,窗值并不完全一致,即使同一台机器。随着时间的变化,窗值也会有所变化。另外,电流、电压、温度、湿度的变化也会使数据采集系统发生误差,使 CT 值在一定范围内波动,从而影响窗宽和窗位的选择。

第四章　MRI 成像基础

第一节　MRI 的基本原理

生物体组织能被电磁波谱中的短波成分(如 X 线)穿透,但能阻挡中波成分如紫外线、红外线及微波。令人惊异的是,人体组织允许磁共振产生的长波成分如无线电波穿过,这是磁共振能用于临床的基本条件之一。

磁共振(MR)实际上是指核磁共振(NMR)。由于害怕"核"字引起某些人的误解与疑惧,目前通称为磁共振(MR)。核子自旋运动是自然界的普遍现象,也是核磁共振的基础。1946年美国科学家 Bloch 与 PurCEll 几乎同时独立地完成了核磁共振试验,这一科研成果获得了1952 年诺贝尔物理学奖。自从揭示了"化学位移"现象以来,磁共振学迅速发展起来。1967 年 Jasper Jackson 在活的动物身上首次获得 MR 信号,1972 年 Lautebru 利用水模成功地获得了氢质子二维的 MR 图像,从此 MR 进入了医学临床应用阶段。

根据 19 世纪的 Gauss 学说,电与磁是一回事,可统称为电磁。电荷沿一导线运动或质子沿轴自旋即可产生磁场,而导线切割磁力线又可产生电流。自然界任何原子核的内部均含有质子与中子,统称核子,都带正电荷。核子像地球一样具有自旋性,并由此产生自旋磁场。具有偶数核子的许多原子核其自旋磁场相互抵消,不能产生核磁共振现象。只有那些具有奇数核子的原子核在自旋中才能产生磁矩或磁场,如 ^1H(氢)、^{13}C(碳)、^{19}F(氟)、^{31}P(磷)等。因此,可被选用为核磁共振成像术中的靶子,而氢原子更是其中的佼佼者。氢原子是人体内数量最多的物质,原子核中只含 1 个质子而不含中子,最不稳定、最易受外加磁场的影响而发生核磁共振现象,所以现阶段临床应用的磁共振成像主要涉及氢质子。氢质子带 1 个正电荷,又能自旋,其周围自然形成一个小磁场,整个氢原子核实际上是一个自旋的小磁体。"核"的意思是指核磁共振成像主要涉及原子核(尤其是氢原子核),与核周围的电子层关系不大。"磁"有两个含义:①磁共振过程发生在一个巨大外磁体的孔腔内,它能产生一个恒定不变的强大的静磁场(B_0);②在静磁场上按时叠加另外一个小的射频磁场以进行核激励并诱发核磁共振(B_1);还要叠加一个小的梯度磁场以进行空间描记并控制成像。"共振"是借助宏观世界常见的自然现象来解释微观世界的物理学原理。例如,一个静止的音叉在另一个振动音叉的不断作用下即可能引起同步振动,先决条件是两个音叉固有的振动频率相同。核子间能量的吸收与释放亦可引起共振,处于低能级的氢质子吸收的能量恰好等于能级差即跃迁到高能级水平,释放的能量恰好等于能级差又可跌落回低能级水平,核子这种升降波动是在一个磁场中进行的,故称之为"核磁共振"(图 4-1)。

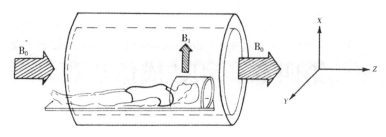

图 4-1　磁共振示意图

从人体进入强大的外磁场(B_0),到获得清晰的 MR 图像,人体组织与受检部位内的每一个氢质子都经历了一系列复杂的变化。①氢质子群体的平时状态:在无外磁场 B_0 的作用下,平常人体内的氢质子杂乱无章地排列着,磁矩方向不一,相互抵消;②在外加磁场中的氢质子状态:人体进入强大均匀的外加磁场 B_0 中,体内所有自旋的混乱的氢质子,其磁矩将重新定向,按量子力学规律纷纷从杂乱无章状态变成顺着外磁场磁力线的方向排列,其中多数与 B_0 磁力线同向(处于低能级),少数与 B_0 磁力线逆向(处于高能级),最后达到动态平衡;③通过表面线圈从与 B_0 磁力线垂直的方向上施加射频磁场(RF 脉冲),受检部位的氢质子从中吸收了能量并向 XY 平面上偏转;④射频磁场(RF 脉冲)中断后氢质子放出它们吸收的能量并回到 Z 轴的自旋方向上;⑤释出的电磁能转化为 MR 信号;⑥在梯度磁场(由梯度线圈发出)辅助下MR 信号形成 MR 图像。

一、氢质子群体的平时状态

某些原子核(如氢原子核)可以看成是一个具有自旋能力的小星球,因为它带有电荷,自旋进动必然产生磁矩声,$\vec{U}$ 代表着该原子核周围小磁场的大小与方向。由这种磁偶极产生的小磁场颇似一个旋转着的小磁棒(图 4-2)。平时人体内的氢原子核处于无规律的进动状态,无数的氢原子核杂乱无章地进动着,漫无方向地排列着,其磁矩与角动量相互抵消,整个人体不显磁性(图 4-3A)。

二、在外加静磁场中的氢质子状态

人体进入强大均匀的磁体空腔内,在外加静磁场 B_0 的作用下,原来杂乱无章的氢原子核一齐按外磁场方向排列并继续进动,整个人体组织处于轻度磁化状态(图 4-3B)。由于氢质子的自旋量子数 $I=1/2$,只有两种基本的排列方向,一是顺向排列(向上自旋),二是逆向排列(向下自旋),前者与静磁场磁力线方向相同,相应的磁化量子数 $m=+1/2$,处于低能级状态;后者与静磁场磁力线方向相反,相应的量子数 $m=-1/2$,处于高能级状态。在静磁场中氢质子自旋矢量的方位角 $\theta = \mathrm{arc\,cos}\, m \sqrt{I(I+1)}$。

在静磁场中自旋(磁动量)矢量有一个转矩或电偶,它们环绕静磁场的纵轴进动,其速率可用 Larmor 公式算出:

$$f = \omega/2\pi = \gamma B_0/2\pi$$

其中 f 为共振频率(Hz),ω 为每秒的角频率(弧度),γ 为旋磁比,B_0 为静磁场。对每一种原子核来说 γ 是一个常数。

一大群原子核在静磁场中进动,每一个原子核的磁矩其位相是杂乱无章的。也就是说,它们在进动的圆环中其磁化矢量的顶端处于不同的位置,但联合起来可形成一个总的磁矩 $\vec{M}$。这个净磁矩 $\vec{M}$ 是接收线圈产生 MR 信号的根据。

对 MR 成像作用最大的核子是质子,尤其是氢质子。因为它在人体内数量最大,其重量小而磁动量大,在水溶液中氢原子核的数量级为 $10^{23}/cm^3$,其中半数以上与静磁场 B_0 的磁力线方向相同,处于低能级状态。每个氢原子核磁矩的总矢量(Σ)可用以下公式计算:

$$\vec{M} = \sum Pi\mu i$$

其中 $\vec{M}$ 为净磁矩,μi 为氢原子核的磁矩,Pi 为氢原子核的数量。由于能量差极小,因此在两个能级状态中自旋＝1/2 的氢原子核数目基本相等。例如,在 1.5T 的静磁场中处于同向低能级状态的氢原子核比处于逆向高能级状态者仅多 1×10^{-5}。

在低能级与高能级状态之间根据静磁场场强大小与当时的温度,势必要达到动态平衡,称为"热平衡"状态。此时从低能级转入高能级的氢原子数恰好等于从高能级转入低能级的氢原子数,最后的磁化状态 M,称为"平衡"状态或"静息"状态。

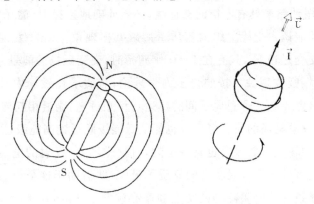

图 4-2　磁偶极产生的小磁场示意图

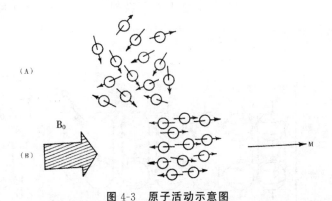

图 4-3　原子活动示意图

三、施加射频(RF)脉冲后的氢质子状态

MR 信号的产生分 2 个步骤,一是磁共振的激励过程,二是磁共振的弛豫过程。如前文所述,氢质子是一群处于一定能量级与方向上不断自旋进动的微粒,它们类似于一般磁体,具有

磁性、角动量与旋转性。在 MR 扫描机的孔腔内，人体内所有的氢质子小磁体都将顺着强大静磁场 B_0 的方向排列，其中较多的氢质子其磁矩方向与静磁场 B_0 相同（处于低能级），较少的氢质子其磁矩方向与静磁场 B_0 相反（处于高能级）。人体内大量氢质子的小磁极相加，形成一个微弱的小磁场，其总磁化矢量 M 仅为静磁场 B_0 的几百万分之一，但方向相同。在常温的"热平衡"状态下顺静磁场 B_0 排列的氢质子数毕竟比逆向排列者多 10^6 倍，因此人体磁化矢量 M 与静磁场 B_0 方向一致。

通过射频（RF）线圈中的电流对 MR 孔腔中的人体组织施加一个垂直方向的交变磁场 B_1，诱发氢质子产生核磁共振，这就是磁共振的激励过程。交变磁场 B_1 是由射频线圈发出的，所以 B_1 又称为射频磁场。B_1 交变发出与中断，按磁共振所需要的频率工作，所以又称为射频脉冲。射频磁场 B_1 与静磁场 B_0 有两点不同：①B_1 十分微弱，为 B_0 的 1/10000，例如 B_0 的场强为 1.0T，而 B_1 仅为 0.0001T 即足以诱发核磁共振；②静磁场 B_0 不仅强大，而且恒定，其磁力线方向与 MR 扫描机的孔腔平行。B_1 磁场迅速交变，其磁力线方向总是与静磁场方向垂直。

B_1 磁场的交变振动频率具有严格的选择性，必须准确地选择 B_1 磁场的频率，使之相当于 Larmor 共振频率，才能诱发受检组织内氢质子的磁共振现象。Rabi 发现，在静磁场 B_0 的垂直方向上施加一个交变磁场 B_1，只有在 Larmor 频率时，交变磁场的能量才会突然大量地被吸收，这种现象称为共振吸收现象。按照量子力学理论，氢质子在磁场中只能采取两种能级状态：高能级与低能级（图 4-4）。通过原子间的热运动相互碰撞，能量相互传递，氢质子可在 2 个能级间跃迁；通过吸收电磁场的光子氢质子也能从低能级跃迁到高能级，因为光子只能整个地被吸收，所以在一定的场强下能级差也是一定的，射频磁场 B_1 发射的电磁能（射频能量）必须恰好等于能级差才会被处于低能级状态的氢质子吸收，并借助于这个射频能量跃迁到高能级状态。在一定的场强条件下射频磁场的交变频率必须符合 Larmor 频率，它所发出的射频电磁能才恰好等于能级差。

所谓核磁共振就是指氢质子在两种能级上相互转换，当按照 Larmor 频率施加射频能量时，迫使氢质子的磁矩从 $m = +1/2$ 低能级跃迁到 $m = -1/2$ 高能级状态。二者的能级差是一个常数。

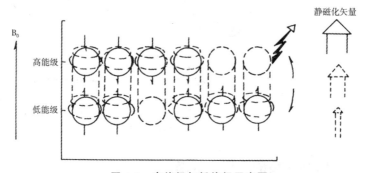

图 4-4　高能级与低能级示意图

磁共振的能量吸收只能在垂直于静磁场 B_0 的横向上查出来。因为横向上的磁化矢量

M_{XY}具有时间依赖性,按照法拉第感应定律,M_{XY}在进动过程中切割静磁场 B_0 的磁力线,可在接收线圈上感应出相应的电压。与此相反,在热运动平衡状态下的纵向磁化矢量是静止的,它不切割磁力线,因而不产生感应电流。当施加射频(RF)磁场 B_1 时,随着氢质子自旋进动的同步旋转,即会产生横向磁化矢量(图 4-5)。射频磁场 B_1 垂直于静磁场 B_0,其作用是旋转磁化矢量 M 偏离静息状态,M 在纵向上逐渐缩短,在横向上逐渐延长。如果射频磁场 B_1 施加的时间足够长,净磁化矢量 M 可俯垂 $90°$,在横向上垂直于静磁场 B_0 而不断转动。旋转角度 θ 称为 RF 偏转角,$θ = γB_1T_2$ 该公式中 B_1 是射频磁场的大小,T 是施加的时间。由此可见,RF 偏转角度可通过 B_1 磁场的强弱与施加时间加以控制。

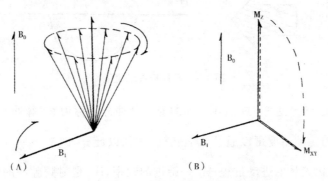

图 4-5 磁化矢量示意图

从图 4-5(B)可以看出,在射频磁场 B_1 的作用下,磁化矢量 M 开始转动,随着时间的延长 M 在横向上逐渐增大,从原来的 Z 轴上向 XY 平面贴近(图 4-6)。

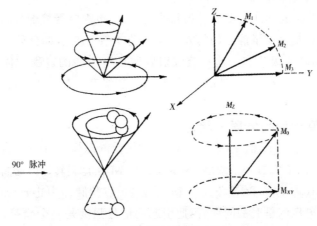

图 4-6 磁场形成示意图

(1)射频磁场 B_1 是以无线电波的频率提供的,所以又称为射频脉冲。施加射频脉冲会使氢质子旋转在同一相位上,称为同步。同步化可以看作净磁化矢量 M 在静磁场 B_0 中的相对性同步转动。

(2)控制射频磁场 B_1 的幅度与时限,可准确地控制 M 与静磁场 Z 轴(纵轴)的夹角,使之转至 $90°$、$180°$或其他角度(图 4-7)。

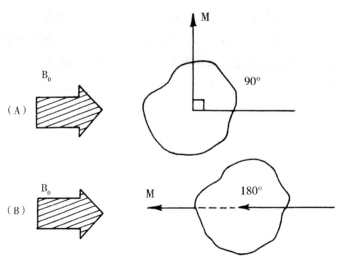

图 4-7 磁场形成示意图

（3）使磁化矢量 M 产生 $90°$ 或 $180°$ 转动的射频脉冲分别称为 $90°$ 脉冲或 $180°$ 脉冲。

（4）磁化矢量的转动角度可以通过 Larmot 公式加以计算，即 $V_1 = \frac{1}{2\pi}\gamma \cdot B_1$。这个公式说明在激发脉冲后磁化矢量的进动过程，$V_1$ 是旋进的频率，B_1 是射频脉冲的幅度。在单位时间内 (tp) 磁化矢量转动的周数为 rB_1tp，每周 $360°$，所以磁化矢量的转动角度为 $\theta = \frac{\gamma}{2\pi}B_1 tp \cdot 360°$ 根据标准射频频率的理论，一个长度为 t 的射频脉冲可以覆盖其频率范围的 $1/2$，也就是说，$100\ \mu s$ 脉冲可以覆盖 $5\ kHz$。

总之，施加 $90°$、$180°$ 或其他角度的射频脉冲后，人体组织内受检部位的氢质子因接收了额外的电磁能，其磁化矢量偏离了静磁场的方向而转动 $90°$ 或 $180°$，部分处于低能级的氢质子因吸收了能量而跃迁到高能级状态。这一接收射频磁场电磁能的过程就称为磁共振的激励过程。在激励过程中氢质子吸收了额外的电磁能，由低能级升入高能级，从而进入了磁共振的预备状态。

四、射频脉冲停止后的氢质子状态

一旦射频（RF）磁场 B_1 停止，净磁化矢量 M 就仅受静磁场 B_0 的作用，并环绕着 B_0 进动。如果在静磁场 Y 轴方向上安置一个线圈，净磁化矢量 M 在盘旋转动时必将在该线圈中感应出一个 AC 电压，$V = M_{XY}°Cos\ \omega T_2$ 该公式中 $M_{XY}°$ 是 $90°$ 射频脉冲中止时横向上的磁化矢量，T 是从 $90°$ 盘旋转动至电压测量时的间隔，由此引起的信号强度是一个余弦，其大小与磁化矢量成正比，其频率相当于 Larmor 频率。当横向磁化矢量从缩短至消失，信号也衰减至零，这种衰减呈指数衰减，需要恒定的时间 T_2*，与此同时线圈上测出的电压也递减至零。因此，感应电压比较准确的表达公式应为：$V = M_{XY}°e^{-T/T_2*}Cos\omega T_2$，上述现象称为"自由感应衰减"或称 FID 信号。无论吸收或释放电磁能，都必须在 Larrook。共振频率的特殊条件下才能进行。氢原子核等在 Larmor 共振频率条件下这种电磁能的吸收与发射过程，就是核磁共振。

如果知道静磁场 B_0 的场强大小，即可计算出 Larmor 共振频率，Larmor 方程式为 $\omega_0 = \gamma B_0$，即：共振频率（MHz）$=\gamma \cdot$ 静磁场场强（T）；其中 W_0 为共振频率（MHz）；B_0 为静磁场场强(T);γ 为一个常数,称为旋磁比,氢原子核的旋磁比为 42.58 MHz/T_2 以超导型 MR 扫描机为例,当静磁场场强为 0.5T 时,ω_0=42.58×0.5=21.3 MHz;当场强为 1.0T 时,ω_0=42.58×1.0=42.58 MHz;当场强为 1.5T 时,ω_0=42.58×1.5=63.9 MHz。上述频率非常接近于自动电话机与民用无线电收音机的波频,因此通常称 B_1 磁场为射频磁场,称产生这一波频的线圈为射频(RF)线圈。

对 MRI 来说,Larmor 方程有以下实用价值。

(1)静磁场场强的大小决定了 MR 扫描机工作时所需要的射频频率,静磁场场强与共振频率之间呈线性关系。

(2)除氢核子以外还有某些核子亦可产生核磁共振,但其旋磁比有所不同。

(3)静磁场的微小变化将使共振频率发生相应的微小变化,梯度线圈产生的微小磁场叠加在静磁场上,会引起频率与时相的微小变化,通过频率编码与相位编码,可以确定每一个像素的空间位置,这是 MR 成像的基础。

当射频磁场 B_1 中断时,激励过程即告完成,弛豫过程随之开始,受激励的氢质子将释放出它们吸收的能量,重新回到静磁场原先排列的平衡位置上。在回返过程中转动的净磁化矢量 M 将感应出一个电磁波,通过接收线圈检测出来,就是呈指数衰减的 MR 信号。

总而言之,激励的氢质子释放能量并回返原先排列方位的过程就称为弛豫。释放的能量以无线电磁波的形式发射出来,是 MR 成像的基础(图 4-8)。

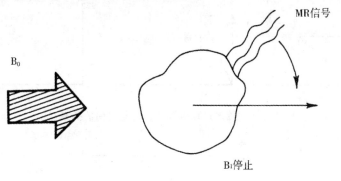

图 4-8　MR 成像的基础

弛豫过程伴随着能量释放,只有在发射频率与吸收频率相同的条件下,即在 Larmor 共振频率时吸收的能量才能释放出去。能量释放会伴发下列情况:①射频线圈可兼做天线接收器(接收线圈),释放的能量以无线电波的形式发射,被接收线圈接收并记录成 MR 信号;②能量不可逆性地散布于人体周围组织"晶格"中,化为热量或诱发分子运动(T_1 弛豫);③能量可逆性地转移到其他正在共振的氢质子上,使其相位的一致性丧失(T_2 弛豫)。

射频线圈(接收线圈)只能记录与静磁场 B_0 方向垂直的能量成分;与静磁场 B_0 平行的能量成分因变化太慢,不能在 RF 线圈内诱发出有意义的 MR 信号。受检部位每个小的组织体素(容积)所发出的 MR 信号均有细微的差异,利用梯度磁场的频率编码与相位编码方法,足以破译出 MR 信号的细微差异,通过傅里叶转换,可将组织内每个 MR 信号的位置及强度计算出来,并重建成电视屏幕上的亮点,信号越强则亮点越白。

净磁化矢量 M 回返的过程由两个时间常数所决定,分别称为 T_1 弛豫时间与 T_2 弛豫时间。净磁化矢量先从静磁场 B_0 的垂直面上开始衰减,称为横向弛豫(T_2 弛豫);继之逐步返回静磁场 B_0 的方向,称为纵向弛豫(T_1 弛豫)。

净磁化矢量 M 在弛豫过程中是不断转动的,在垂直于静磁场 B_0 的 XY 平面上转动的半径越来越短(T_2 弛豫),在平行于静磁场 B_0 的 Z 轴上逐渐延长(T_1 弛豫)。

在 MR 技术中仍然沿用横断面(轴面)、冠状面及矢状面代表人体的三维空间。Z 轴代表静磁场 B_0 的磁力线方向,人体进入磁体圆孔腔内,组织形成的净磁化矢量 M_0 与 Z 轴平行,这一过程需时几秒钟。施加 90°射频脉冲后,净磁化矢量 M 偏转 90°,在 XY 平面上转动(M_0)。90°脉冲中断后弛豫开始,此后随着弛豫时间的延长 M_{XY} 缩短,而 M_Z 延长,如图 4-9,图 4-10。

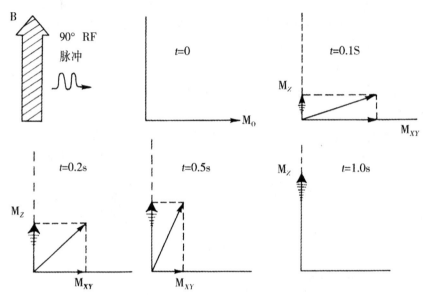

图 4-9 弛豫过程中 M_{XY}、M_Z 与时间的关系

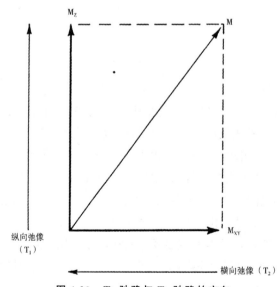

图 4-10 T_1 弛豫与 T_2 弛豫的方向

弛豫过程中纵向磁化矢量的增长（T_1 延长）与横向磁化矢量的缩短（T_2 缩短）均呈指数函数关系，在一定的静磁场中 T_1 与 T_2 是两个时间常数。

T_1（纵向弛豫）……$M_Z = M_0(1 - e^{\frac{t}{t_1}})$

T_2（横向弛豫）……$M_{XY} = M_0 e^{\frac{t}{t_2}}$

90°脉冲后净磁化矢量 M 与静磁场 B_0 呈90°角，此时 $M_1(M_Z)$ 成分为0；纵向弛豫开始后 M 矢量偏转，并回返至平衡状态，此时 $M_1(M_Z)$ 最长并与静磁场 B_0 的方向平行。$M_1(M_Z)$ 方向上的纵向弛豫过程呈指数增长曲线，其特征性的时间常数 T_1 在磁共振学上被定义为从零增长到 $1-1/e$ 所需要的时间，即从零到达其最终最大值63%所需要的时间。

T_2 弛豫代表90°脉冲之后在均一静磁场 B_0 中共振氢质子脱离相位（丧失相位一致性）所需要的时间。90°脉冲中断的瞬间，M 矢量的 $M_Z(M_{XY})$ 成分最大，弛豫开始后横向上的 M_Z（M_{XY}）成分向零递减，达到平衡状态时横向磁化矢量 $M_Z(M_{XY})$ 不复存在，此刻共振质子间的相位一致性丧失殆尽。$M_Z(M_{XY})$ 递减过程也是一个指数递减曲线，其特征性的时间常数 T_2 在磁共振学上被定义为最大值递减至 $1/e$ 所需要的时间，即从最初最大值到达 37% 所需要的时间（图 4-11）。

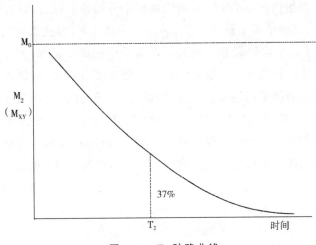

图 4-11 T_2 弛豫曲线

T_1 弛豫方向平行于外磁场 B_0 方向，在此过程中能量从共振氢核向周围晶格中散失。T_2 弛豫方向垂直于外磁场 B_0，在此过程中不涉及从共振氢核向周围晶格的能量散失，共振质子失去相位的一致性，共振核之间有彼此的能量交换，但无能量丢失。T_1 与 T_2 弛豫过程是理解人体组织 MR 成像的关键。目前 MR 成像中常见的 T_1 与 T_2 加权像即表现了组织的 T_1 与 T_2 弛豫特征。

T_1 弛豫即纵向弛豫，又称为"自旋—晶格弛豫"。RF 脉冲使氢原子核吸收能量而处于激励状态；激励的氢原子核必须将它们吸收的过多的能量逸散于周围的环境即分子晶格中，才能重新回返原来的平衡状态，所以这一弛豫过程称为"自旋-晶格弛豫"。回返到平衡状态也需要一个激发的射频磁场，引起自旋-晶格弛豫的射频磁场是由周围环境中的原子核晶格提供的，又称为晶格磁场。晶格磁场最常见的来源是周围组织中磁核产生的偶极磁场,例如在水分子中有 2 个氢原子核,其中一个氢核产生一个小磁场,并影响邻近的另一个氢质子,这就是一个偶极磁场(图 4-12)。晶格磁场的波动频率必须与激励氢质子的进动频率相一致,也就是在 Larmor 共振频率的条件下才能激发氢质子释放它们吸收的能量,从而回返到原来的平衡状态。在液体中晶格磁场的波动是由分子盲目的热运动(布朗运动)引起的。

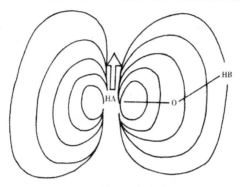

图 4-12　偶极磁场示意图

分子重新定向的平均速率与分子的大小有关。小分子(如水)比大分子(如脂质)重新定向要快得多,巨大分子(如蛋白质或 DNA)重新定向则十分缓慢。在适当的 MR 场强中,中等大小的分子如脂肪分子,其转动频率最接近于 Larmor 进动频率,因此脂肪质子的弛豫比水分子要弛豫得快;而水分子的平均转动频率远远大于氢质子的进动频率,所以水分子弛豫相当缓慢。巨大分子如蛋白质的转动频率比氢质子的进动频率缓慢得多,所以蛋白分子弛豫得相当缓慢。进动频率与外加静磁场的场强成正比,所以 T_1 弛豫时间还具有场强依赖性。

分子弛豫快其 T_1 弛豫时间就短,例如脂肪的 T_1 为几百毫秒,而纯水的 T_1 为 3 s。在共振频率(ω_0)中弛豫率与晶格磁场的场强成正比,因此,Larmor 频率的变化势必改变组织的弛豫时间。外加静磁场场强增大会使共振频率 ω_0 增大,组织的弛豫时间也随之延长(长 T_1)。

游离水弛豫缓慢(长 T_1 与长 T_2),但生物组织中的水却弛豫得相当快,T_1 弛豫时间仅为几百毫秒。为了解释这一现象,有人认为组织中的部分水分子吸附在蛋白质分子的表面上,形成结合水(图 4-13)。由于蛋白大分子的牵扯结合水的运动速度缓慢下来,比较接近于 Larmor 进动频率,因而弛豫增快,T_1 值得以缩短。正常组织中的游离水与结合水处于一种快速的动态平衡状态(图 4-13),在病理情况下这种快速动态平衡发生紊乱,例如肿瘤及邻近的水肿区,其结合水释放,游离水增加,因而呈长 T_1 与长 T_2 信号。

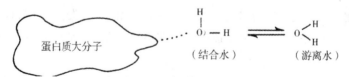

图 4-13　组织中水分子的两种形式:游离水与蛋白结合水

表 4-1 列出了在 1.4T 场强中各种组织的弛豫时间,从中可见胼胝体白质的 T_1 值明显短于脑灰质;因为白质中的含水量明显低于灰质。

表 4-1　场强为 1.4T 时各种脑组织的弛豫时间

脑组织	T₁ 值（ms）	T₂ 值（ms）
壳核	747±33	71±4
尾状核	822±16	76±4
丘脑	703±34	75±4
皮层灰质	871±73	87±2
胼胝体	509±39	69±8
半卵圆中心白质	515±27	74±5
内囊	559±18	67±7
脑脊液（侧脑室）	190±353	250±3

T_2 弛豫即横向弛豫，在此过程中不存在能量从氢原子核向周围晶格中的转移，但激励氢核与静息氢核之间彼此交换能量，也就是说，处于静息状态的氢核吸收了激励氢核释放的能量。横向磁化矢量丧失的速率决定着 T_2 弛豫时间的长短。横向磁化矢量之所以丧失，是由于氢核之间相互作用使其磁动量丧失了位相上的一致性。在一个理想的均匀磁场中，所有氢核的进动频率应当相同并保持位相的一致性。但外加静磁场都不够均匀，人体组织的固有晶格小磁场也不够均一，这就导致了磁场的不均匀性，后者使氢核以略有差异的速率进动，共振频率的差异会越来越大，必然引起位相一致性的丧失及横向磁化矢量的丧失。T_2 弛豫时间就是指人体局部小磁场横向磁化矢量丧失所需要的时间，它主要与人体组织的固有小磁场有关。大分子比小分子的 T_2 弛豫快，因为大分子重新定向比较缓慢。结合水（与巨大分子如蛋白质紧密结合）的进动速度接近于 Larmor 共振频率，所以 T_2 弛豫快，但比 Larmor 共振频率慢得多的巨大分子其 T_1 弛豫慢。与 T_1 相比 T_2 对外磁场的大小不那么敏感。在生物组织中 T_2 的波动范围为 50～100 ms。游离水的 T_2 值比结合水长得多，病灶处 T_2 值延长显然与游离水/结合水比率增大有关，肿瘤、梗死、炎症及其水肿区内游离水比例高，所以呈长 T_2 高信号。

如果不检测自由感应衰减，可以另外观测"自旋回波"。众所周知，在一个 90°脉冲之后一定的时间（T_2）内，MR 信号应衰减殆尽，这段时间即所谓自旋-自旋弛豫时间，或称为横向弛豫时间。但实际上横向磁化矢量的衰减速度比自由感应衰减速度快得多，即 T_2^* 值比 T_2 值短得多，T_2^* 就是所谓的实际横向弛豫时间。造成横向弛豫速度加快的主要原因是外加静磁场的空间不均匀性。由于静磁场场强在空间上不太均匀，人体不同部位的氢质子实际上是在略有差异的不同的场强条件下自旋，其进动频率自然也会略有差异。这样一来，必然加速自旋氢质子丧失其位相上的一致性，因而横向磁化矢量的实际缩短速度比单纯的 T_2 弛豫速度要快。世界上迄今尚未制造出理想的完全均匀的静磁场，为了克服磁场空间不均匀性带来的弊端，物理学家在 MR 技术中创用了 180°射频脉冲。在 90°脉冲后一定时间内（T），再施加一个 180°射频脉冲，在 T ms 后（即所需时间 $t = 90$°脉冲后 2T）可以重建位相的一致性（重聚焦），这样一来，因静磁场空间不均匀而失去位相一致性的核，又回到彼此一致的位相上，并能从这一过程中记录下 MR 信号，故称为回波。2T 也称为回波延迟时间（TE）。

为了更好地理解这一物理过程，可以参看图 4-14。a 代表 90°脉冲后即刻的横向磁化矢量

($t=0$)，b 代表 $t=T$ 时的横向磁化矢量。此时该矢量已进动了许多圈，并呈扇形散开于不同的方位上，有的进动快(F)，有的进动慢(S)，此时围绕着 Y 轴施加一个 180°射频脉冲，企图将脱离位相一致性的各个横向磁化矢量驱赶到镜面像的位置上，这样一来进动快的横向磁化矢量 F 又回过头去尾随进动慢的横向磁化矢量 S，向相反的方向进动。显然，再经过 T ms 那些自旋进动快的氢质子(F)会追上那些自旋进动慢的氢质子，同时回返到 90°脉冲后一致的位相上(C)，这是人为创造的一个"自旋回波"(SE)。从 90°脉冲开始至回波完成之间的时间间隔就是所谓"回波时间"(TE)。

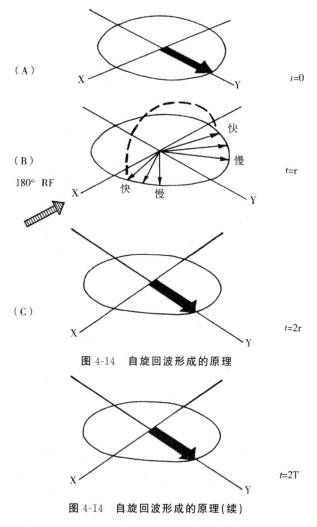

图 4-14　自旋回波形成的原理

图 4-14　自旋回波形成的原理(续)

　　自旋回波形成的过程像一场独出心裁的赛马。$t=0$ 相当于比赛开始，所有的参赛马都排列在起跑线上。比赛开始后 $t=T$，每匹马按自己的速度拉开了距离，快马(F)跑得远，慢马(S)跑得近。此时一声回跑令，马匹均按原速回返，$t=2T$ 时快马慢马几乎同时回到起跑线。

第二节　MRI的基本设备

磁共振成像设备相当复杂,各厂家的产品有所差异,但基本设备均由两大部分组成,一是MR信号发生与采集部分,二是数据处理及图像显示部分。本节重点介绍磁共振设备的主要部件,以便使用户有选择的余地。

一、磁场

(一)磁场的产生

磁场由运动的电荷产生,运动电流(D)与导线长度(dB)的乘积即产生一个小的磁场(dB)。导线总长度产生的磁场总和即为总磁场。复杂形状的导线与多个导线会产生相当复杂的磁场。

(二)场强

稳定的外磁场(B_0)是磁共振的基本条件,但究竟采用多大的场强才能产生最好的 MR 图像迄今仍有争议。在一般情况下 FID 的信噪比(SNR)越高 MR 图像质量越好,但一些因素会影响信噪比的提高。T_1 弛豫时间在一般情况下随着场强的增加而相应延长,从($B_0^{1/4}$ 至 $B_0^{1/2}$)。在成像过程中信噪比取决于 T_1 与 TR 之比,也就是说 SNR 取决于 90°脉冲间纵向弛豫量。如果 TR 值固定,T_1 增加会使 SNR 丢失,但这种丢失比场强增加获得的 SNR 增加要小得多。

T_1 值变异引起的对比度噪声比(CNR)更为复杂,因为必须同时考虑两个因素,一是 T_1 改变所致的对比度变化,二是场强增加对 SNR 的作用。因此,CNR 将取决于两种特定组织的 T_1 值相对变化。T_2 弛豫时间与场强的关系不大,无须考虑 T_2 的影响。

在高场强条件下射频脉冲(RF)不均匀比较明显,在观察野会形成不确定的倾斜角,并引起 SNR 丢失。其他一些因素不影响 SNR,但可影响成像质量,也必须予以考虑。①在高场强中化学位移伪影比较明显,在水/脂肪交界线上由于两种成分的共振频率不同,会引起一道薄线影;②在高场强中运动伪影加重,其原因尚不清楚;③RF 储热效应随场强的平方而增加,但与成像质量无关。

二、磁体

(一)磁体的种类

全身 MR 成像所用的磁体分为 3 种:①阻抗型(常导型);②超导型;③永磁型。

阻抗型(常导型)磁体由电流产生磁场(图 4-15),导线由铝或铜制成,线圈分为几组,缠绕成圆桶状,它们均有明显的电阻,故为阻抗型电磁体。电阻会消耗电能并使磁体产热。电能消耗量与场强的平方成正比。场强过高冷却系统将无法承受。全身阻抗型 MR 扫描仪的场强只能达到 0.02T～0.4T_2 老式阻抗型 MR 扫描机当场强为 0.15 T 时,耗电量为 30 kW 量级。新式 0.5 T 阻抗型 MR 扫描仪耗电量为 45 kW 量级。阻抗型磁体的磁力线与磁体圆桶平行,也就是说与受检患者身体的长轴平行,但也有与之垂直者。总而言之,阻抗型磁体的优点是:

①空气芯阻抗磁体造价低,工艺不复杂,可现场安装;②磁体重量轻,仅 5 吨左右;③磁场可关闭,切断电源即可。阻抗型磁体的缺点为:①耗电量大,0.2T 磁体耗电达60 kW 以上;②产热量大,需大量循环水加以冷却;③场强低,因提高场强冷却系统不能承受;④磁场均匀性受室温的干扰较大。

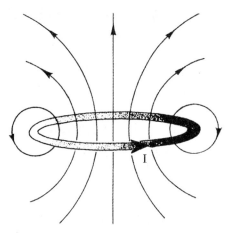

图 4-15 环状带电导线产生的磁场

超导型磁体也由导线的电流产生磁场,它与阻抗型的主要差别在于导线由超导材料制成,后者没有电阻,因而没有电能损耗,从理论上说其电流将长流不息,但实际上电流随着时间延长会有极小量的损耗。为了保持超导状态,导线必须浸泡在液氦中(温度为 4.2 K)。液氦容器以外包绕着真空层,其外又包绕着液氮(温度为 77 K)及又一个真空层。液氮的作用是减慢贵重液氦的挥发。这两种冷冻剂的蒸发率与外磁场场强的大小关系不大。液氦与液氮容器称为冷冻剂低温控制器。如果不用液氮制冷,也可换用外屏蔽式机械制冷器,如果屏蔽制冷的温度低于液氮制冷,可使液氦的挥发率进一步降低。超导型磁体可获得较高的磁场强度,全身MR 扫描的场强可达 2.0 T_2,但与阻抗型磁体相比耗费也相应增加,而且需定时补充挥发的液氦与液氮。所有超导型磁体的磁力线均与孔洞的长轴及患者身体的长轴平行。超导磁体的导线线圈用铌钛合金镀在铜线表面上绕制而成,密封在杜瓦容器内,其外还有一层循环的冷却水。总而言之,超导型磁体的优点为:①场强高,试验用 MR 扫描机已有 4.7T 的产品,用于人体者多为0.35~2.0 T;②磁场稳定而均匀,不受外界温度的影响,可用于磁共振波谱分析等研究项目,亦可进行磁共振血管造影(MRA);③磁场亦可关闭,极特殊情况下可使磁体升温,线圈失超,场强下降,但液氦液氮会大量挥发,场强急速下降会使人体产生感应电流,有一定危险性;④磁场强度可以调节,做到一机多用。超导型磁体的缺点是:①需要昂贵的冷冻剂,尤其是液氦,使日常维持费用增高;②工艺复杂使造价较高。

永磁型磁体由铁磁物质组成,制造时诱发出较强的磁场。全身 MR 永磁体的场强可达0.3T,其重量甚重,可达 100 吨。近年改用稀土合金如钐钴与钕铁,产生的场强提高而重量减轻。用钕生产的一台永磁型磁体其稳定场强为 0.2T,仅重9000 磅,但造价比铁磁物质昂贵得多。永磁型磁体的磁力线垂直于孔洞与患者的身体长轴。总而言之,永久磁体的优点是:①造价与维持费用低,不耗电,不耗冷冻剂;②边缘磁场小,磁铁本身为磁力线提供了反转通路,磁场发射程度小,对周围环境影响小;③磁力线垂直于孔洞,可使用螺线管射频线圈,有助于提高信噪比。永久磁体的缺点是:①场强低,只能达到 0.3~0.35 T;②重量过大;③磁场稳定性较差,要求室温波动<1 ℃,因此均匀性也较差;④磁场不能关闭,一旦有金属吸附其上就会影响磁场均匀度。

(二)磁屏蔽

如果固定磁场的场强足够大,明显影响周围环境,就必须有适当的屏蔽对磁体及磁场加以保护。否则对附近的设备如 CT 机、X 光机、影像增强器、电视显示器、心电图仪、脑电图机均会产生不良作用。还会对带有心脏起搏器及神经刺激器的患者造成危险。另外,较大的铁磁性物体如汽车、钢瓶等从附近经过,也会影响磁体的均匀性,造成 MR 图像质量下降。一般的磁屏蔽是由大量的铁组成,放在磁体间的墙壁内,或直接安在磁体上面。近年采用超导线圈以抵消磁体远处的磁场。铁本身能像海绵吸水那样吸收磁力线,所以目前仍以廉价的铁制造磁屏蔽。

(三)射频屏蔽

磁共振扫描机使用的射频脉冲可对邻近的精密仪器产生干扰;人体发出的 MR 信号十分微弱,必须避免外界射频信号的干扰才能获得清晰的图像。因此 MR 扫描机周围应当安装射频屏蔽。射频屏蔽一般安装在扫描室内,由铜铝合金或不锈钢制成。扫描室四壁、天花板与地板等六个面均需密封,接缝处应当叠压,窗口用金属丝网,接管线的部位使用带有长套管的过滤板,拉门及接缝处均应贴合,整个屏蔽间与建筑物绝缘,只通过一点接地。接地导线的电阻应符合要求。射频屏蔽使外界射频信号如电视、广播、计算机噪声、步话机与汽车发动机等来的干扰波受到阻挡,并接地短路。

(四)匀场线圈

无论何种磁体,在制造过程中都不可能使孔洞内的磁场完全均匀一致。另外,磁体周围环境中的铁磁性物体如钢梁也会进一步降低磁场的均匀性。为了使外磁场趋于均匀,可进行被动调整与主动调整。被动调整是在磁体孔洞内贴补金属小片,主动调整则采用匀场线圈。匀场线圈是带电流的线圈,外形相当复杂,位于磁体孔洞内,产生小的磁场以部分调节外磁场的不均匀性。匀场线圈可为常导型,亦可为超导型,在常导型中电流由匀场电源供应。

MR 成像所需要的磁场均匀度随时间而有些飘移,患者身体也会使其均匀性有些减低,因此匀场线圈的电流应不定期地加以调整。磁共振波谱分析要求的均匀度较高,在实验之前应对感兴趣区的匀场状况加以调节。

一般磁体孔径范围内的磁场均匀度应小于 50×10^6,当然 10^6 值越低磁场均匀度越好。匀场线圈即可调整磁场均匀性,又可控制磁场形状。一般在磁体安装完成后即调节均匀度,应使孔洞范围内的均匀度小于 50×10^6,受测标本内每立方厘米内的均匀度小于 0.01×10^6。以西门子超导型 MR 扫描机为例,1987 年其出厂均匀度标准为<25×10^6,但可调至 18×10^6 左右。1988 年出厂的均匀度标准为 15×10^6,但可调至 6.7×10^6。1989 年出厂的均匀度标准为

10×10^6，但可调至 8×10^6。目前安装的医用 MR 扫描机多用小铁片做被动调整，有的已不用匀场线圈，因后者既耗电又受电流稳定性的影响。

三、磁场梯度

梯度线圈为带电线圈，位于磁体圆桶内部，套在 1 米孔径的低温控制器内，从而使 RF 线圈与患者所能使用的孔洞内径更小。目前设计的梯度线圈有 2 种，一种产生的梯度与外磁场 B_0 平行（图 4-16A），一种产生的梯度与外磁场 B_0 垂直（图 4-16B）。第二套梯度线圈与 B 相同，其长轴旋转 90°，提供的梯度位于同一层面上，但与外磁场 B_0 平行。梯度典型数值为 1～10 mT/m 量级，即 0.1～1 GaUss/cm。梯度场的目的是提供成像的位置信息。目前设计的特殊磁场梯度有 3 种，一是层面选择梯度，二是频率编码梯度，三是相位编码梯度。这 3 种磁场梯度的设计不仅取决于任何一种的物理差异，也取决于采用的特定脉冲序列。

磁场梯度的方向均按 3 个基本轴线（X、Y、Z 轴）的方向。但联合使用梯度场亦可获得任意斜轴的图像。与匀场线圈不同，磁场梯度可随时开关，在整个脉冲序列中可有不同的幅度。梯度改变的幅度与速率必须精确调节，需在计算机直接控制下供应适当的电流，与多层面常规自旋回波成像相比，多数迅速采集数据的方法均需要梯度场迅速变化。也就是说，对梯度场及其供电系统有很高的技术要求。

与外磁场 B_0 相比梯度磁场相当微弱，但它却提供了扫描物体的空间分辨力。在 Larmor 方程上，$\omega_0=\gamma B_0$，即质子的共振频率等于其旋磁比与外磁场强度的乘积。外磁场的轻微变化必然使受检组织的共振频率发生相应的变化。在固定的外磁场上附加一个线性的梯度场，就会在受检物体上形成不同共振频率的空间坐标。以 1.0T 的磁场为例，采用两组线圈通以不同方向的电流，在磁体两侧即形成 0.0025T 的磁场差（梯度），一端为 1.0025 T，另一端为 0.9975 T，中心为 1.0 T_2 位于 1.0T 处氢质子的共振频率为 42.5771 MHz，位于较高场强端氢质子的共振频率为42.6835 MHz，位于较低场强端者为 42.4706 MHz。选用不同频率的射频脉冲去激励相应位置的氢质子，就可以选择层面。控制梯度场的大小及 RF 脉冲的带宽就可以选择层厚。

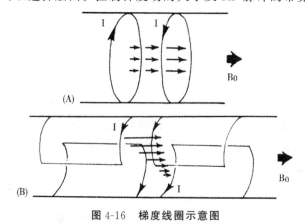

图 4-16　梯度线圈示意图

（A）梯度场与外磁场 B_0 平行；（B）梯度场与外磁场 B_0 垂直

在 X、Y、Z 三个方向上施加的梯度磁场可以对冠状、矢状与轴面进行层面选择。三个梯度场中之一作为层面选择梯度，另外两个分别做频率编码与相位编码。例如将 X 方向上的梯度场 Gx 用于层面选择,在施加 RF 脉冲与 GX 脉冲后 X、Y 层面上的氢质子产生共振。此时立即施加频率编码梯度 GY,沿 Y 轴进行频率编码,由于处在磁场不同位置的质子共振频率不同,从而可以确定它们在 Y 轴上的位置。在 Z 轴方向上进行相位编码,处在较强磁场端的质子进动快,处在较弱磁场端的质子进动慢,根据相位编码可以确定不同进动速度的质子的位置。频率编码与相位编码可对每个体素进行空间定位,而在施加梯度场后每个体素与成像的像素是对应的,它们发出的 MR 信号幅度就是图像上的黑白灰度。

磁场梯度系统是磁共振的核心之一,其性能直接关系到成像质量,下列几点应特别注意。①均匀容积:标准鞍形线圈的容积内仅 60% 能达到磁场均匀度的要求,该容积位于孔洞的中轴区。线圈的均匀容积区越大,成像区的限制越小。②线性:是衡量梯度场平稳度的指标。非线性百分比越高磁场准确性越差,图像边缘区产生的暗影与解剖变异越明显。一般梯度场的非线性不应>2%。③梯度场强度与变化幅度:与图像层厚和扫描野有关。梯度场强可变就能选择不同的扫描野,并可选择不同的空间分辨率,还可影响扫描时间。梯度放大器的性能主要取决于梯度场强与变化幅度。梯度场强度一般为 1 Guass/1 cm。④梯度场启动时间:快速扫描要求从启动至达到额定值的时间越短越好。一般梯度场启动时间为 1 ms。

四、射频线圈及其电子学

射频系统用来发射射频脉冲,使磁化的氢质子吸收能量产生共振(激励);在弛豫过程中氢质子释放能量并发出 MR 信号,后者为检测系统所接受。由此可见,射频系统主要由发射与接收两部分组成,其部件包括发射器、功率放大器、发射线圈、接收线圈及低噪声信号放大器等。

(一)发射器

射频脉冲是诱发磁共振现象的主导因素,它由能产生宽带频率的频率合成器发出,既需要发射波有精确的时相性,又需要复杂而准确的波形,整个过程需要由计算机控制。应当指出的是,它产生的频带围绕着 Larmor 频率左右,并非恰好等于 Larmor 频率。这些发射波由射频(RF)线圈放大并发射出去。发射线圈也可作为接收器,接收进动原子核发出的放射波,当然也可采用第二个线圈担任接收功能。一般发射器的功率为 0.5~10 kW,合格的发射功率应能激励所选层面内的全部质子,以取得最大的信号强度。由于人体外形、重量与组织类型不同,对射频功率的要求也有所不同,因此高场强磁共振机通常需要先测定患者的体重,以供计算机选用不同的发射功率。

每种原子核的共振频率 $\omega_0 = \gamma B_0$(旋磁比×外磁场强度),不同原子核的旋磁比不同,在相同外磁场条件下彼此的共振频率必然不同。例如在 1.0T 条件下氢核的共振频率为 42.58 MHz,钠核为 11.26 MHz,要想做多种原子核的共振波谱,发射器与接收器的频率范围必须较宽。

(二)全容积线圈

MRI 主要有 2 类线圈,一是全容积线圈,二是局部或表面线圈。全容积线圈激励与接受很大容积组织的信号,如头部线圈与体部线圈。表面线圈仅激励与接受小容积组织内的信号,但信噪比相当高,如眶部线圈、膝关节线圈等。

全容积线圈有 2 种常用的形状,一为螺旋管形,一为马鞍形。近年来又设计出轨迹圆筒形与鸟笼形线圈。在选择线圈时应当记住,线圈产生的发射波的 B_1 成分(射频成分)必须与外磁场 B_0 垂直。螺旋形线圈用于外磁场与患者身体长轴垂直的磁体,如永久型磁体。马鞍形线圈用于外磁场与患者身体长轴平行的磁体,如超导型磁体。

(三)正交线圈

正交线圈可产生环状极性发射波。它的两个相等的线圈转动时彼此相差 90°。单一线圈产生的线性发射波与环形极性发射波不同。环形极性线圈有几个优点,一是信噪比增加,二是 RF 产热减少,三是改善了体部 RF 场的均匀性。

(四)表面线圈

局部或表面线圈仅能显示小容积的解剖结构,但信噪比极高,能在较短时间内得到与体部线圈相同的分辨率,或在同样时间内提高局部的分辨率。

为了理解表面线圈的功能,必须首先了解噪声的来源。在场强>0.3T 的磁场中主要来自两方面:①体内电解质的盲目运动;②体内带电荷分子的盲目运动。这些盲目运动在线圈内诱发出电压,叠加在进动原子核诱发的电压(信号)上,即引起所谓"噪声"。从整个容积中接收信号的线圈,也从该容积中接收噪声,并将后者叠加在 MR 图像上。因此,任何小的感兴趣区都含有整个容积的噪声。如果仅仅接收一个小区域的信号与噪声,信号衰减量仅为该局限区者而非减去整个容积的噪声。噪声的其他来源还有:①带双极电动量分子的盲目的布朗运动;②线圈本身的电阻。如果采用良好的线圈这两种噪声与电解质运动产生的噪声相比可以减少到最小限度。

发射/接收线圈与单纯接受线圈所有局部(或表面)线圈不外乎 2 种类型,一种是发射与接收并用的线圈,二种是单纯的接收线圈。局部线圈一般均有相对不均匀接收野,但例外者也有。发射/接受线圈还有相对不均匀发射野。因此,仅有一个小区域可发射精确的 90°与 180°脉冲,这就缩小了敏感区。全容积发射线圈有良好的均匀性,但接受线圈与发射波之间的相互作用也能引起以下 2 个问题:①损伤接收线圈本身,因它的原设计仅能从人体中接收较少的信号;②使 RF 发射野变形,因而向感兴趣区发射的倾斜角不准确。对线形激励线圈来说,这个问题尚可解决,通过调整接收线圈的放置方向,使其 B_1 场与发射线圈的 B_1 场垂直。环形极性线圈及特殊解剖处,目前也有了相应的解决办法。为了提高表面线圈的功能,近来推出了许多种新产品。如果两个表面线圈无相互作用,其信噪比相同,可同时采集成像,那么就能用于检查对称的解剖部位,如双侧颞颌关节、双侧膝关节半月板,这种线圈已经问世。

在选用表面线圈时应尽量贴近感兴趣区,才能提高信噪比,获得高质量的 MR 局部图像。直径小的线圈比直径大的线圈信噪比高。对距离表面线圈较远的部位,大口径线圈的信噪比略高于小口径线圈。例如检查距离表面仅 2~3 cm 的颞颌关节,采用 5 cm 口径的表面线圈比采用 10 cm 口径的表面线圈效果好。检查整个膝关节可采用能包裹全膝的小型鸟笼样表面线圈。如果仅检查一侧半月板,应采用小型圈状表面线圈,贴近在半月板表面即可。增大表面线圈的口径并不能改善对深层组织的分辨力,因而限制了表面线圈在内脏的应用。

(五)接收器

信号从接收线圈传到预放大器,旨在增加信号强度,以免后处理过程减弱了信噪比。信号从预放大器传至相位敏感检测器,发生解调作用,从信号中减去接近 Larmor 频率的无关波形,使信号呈千赫范围,然后经计算机处理并转化为 MR 图像。

五、计算机及数字处理

计算机系统是仅次于磁体的昂贵部件,性能要求大大高于 CT 所用的计算机。目前 MR 扫描机多采用小型计算机,如 VAXll/750、Eclips140 等型号,内存能力在 1 兆字节以上。计算机主要外部设备包括:①阵列处理机,用于数据处理及二维傅里叶转换;②磁盘,存储 500 兆字节以上,数据传输速度为 1.2 兆字节/s 以上;③磁带机,用于存储图像及原始数据;④MR 处理器,包括表格存储器、时控板及海量存储器;⑤图像存储显示器,MR 图像与原始数据存在磁盘、软盘与磁带里,通过显示屏可随时显示;⑥操作台,分主诊断台与卫星诊断台两种,前者控制扫描,后者评价图像,部分功能可在两个诊断台上同时进行。

计算机不能直接运算 MR 信号,信号必须首先转换成具体的数字,这一任务由模拟—数字转换器(ADC)完成,它采集自旋回波等信号,按具体的间隔,并给予每一个采集间隔以数据。采集的标准时间间隔为 $5\sim20\ \mu s$。采集一个自旋回波的处理时间,称为采样时间或窗。采样窗的间期(ms)等于采样间隔(μs)×采集次数(一般为 256)。在一定梯度场中,观察野的大小取决于采集间隔期限。在一定的观察野中,空间分辨率取决于窗的长度。如果采集窗长,T_2 弛豫作用也影响分辨率。

计算机控制系统称为中心处理单位(CPU)。图像重建在第二个相连的计算机上进行,称为阵列处理机(AP)。它能同时处理大量数据并迅速进行傅里叶转换。计算机运算的最后结果是一个数字阵列,然后按灰阶的数值排列组合成 MR 图像,并显示在屏幕上。多数 MR 扫描机在电视屏显像前还对数字资料进行了一定程度的调整,以提高图像的质量。

一旦重建成 MR 图像,数据即进入磁盘以短期保存。从磁盘中可提取数据进入磁带以长期保存。用数字光盘存储量更大,也更易于提取图像。

第三节　MRI 中的流体成像

MR 的解剖图像与 CT 类似,但血流与脑脊液图像却不同于 CT 所见。大致说来,血流呈白信号或黑信号主要取决于流速。快速流动的血液(动脉)因流空效应而呈黑色低信号,慢速流动的血液(静脉)可呈白色高信号,但信号强度受成像序列与 MR 扫描仪本身性能等因素的很大影响,因而黑白变化相当复杂。

血流的信号取决于:①含血管层面与多层面成像容积的相对位置;②重复时间(TR);③回波延迟时间(TE);④回波数;⑤层厚。

在快速扫描技术中(FLASH 与 GRASS),①重复时间(TR)短;②有梯度回波;③倾斜角<90°;因此血流信号与标准 SE 序列(90°～180°)有所不同。最后,血流信号还取决于:①主磁场场强;②梯度场场强;③固有软件性能;④厂家提供技术细节的多少,如速度代偿梯度及其

他运动伪影抑制技术是否采用。

一、血流的正常影像

血流信号降低有 3 个独立的影响因素:①高速;②涡流;③奇数回波失相。三者均可因快速流空而造成信号丢失,动脉瘤与动静脉畸形就根据这一现象而得以显影。

血流信号增加也有 3 个独立的影响因素:①流动相关增强;②偶数回波复相;③舒张期假门控。这3个因素往往并存,使获得的信号易于误诊。

(一)高速信号丢失

为了发出自旋回波信号,必须有一群氢质子暴露于90°与180°射频脉冲之中。在目前通用的多层面扫描技术中,这些脉冲具有层面选择性,仅选定层面内的氢质子才能接受到 RF 脉冲。当氢质子离开了选定层面,接受不到 90°脉冲与其后的 180°脉冲时,因而不能产生自旋回波信号,即发生高速信号丢失(图 4-17)或时间飞越丢失。后来的回波丢失的信号更多。

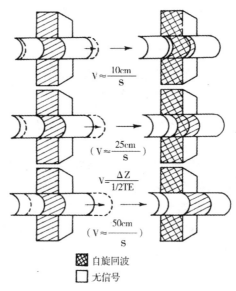

图 4-17　高速信号丢失

高速信号丢失的多少是流速(V)的线性函数,反映两群氢质子数的相对比率:一部分为层面内接受了 90°与 180°RF 脉冲者,另一部分为未接受 2 种 RF 脉冲者。

另外,MR 信号还与层厚内的氢质子数成正比。因流速大于 TE/(2dz),信号强度为零。离开选定层厚但已接受 180°脉冲的氢质子,如果在自旋回波时间仍在层厚内,还会发出 MR 信号(除非又接受了一次层面选择梯度激励脉冲)。

(二)涡流

"高速"与"涡流"的概念不同,在直径小的管道内层流仍能维持高速,但在直径大的管道内低速也可产生涡流。在血管流向轴线与非轴线方向上流速盲目波动即产生涡流。这种盲目运动引起失相性信号丢失。在一个管道内可分为几个流区(图 4-18),核心部分可见充分发展的涡流,管道边缘为薄的层流,其间为缓冲流层,其中以涡流成分为主。

涡流的发生可用 Reynolds 数(Re)加以推算,公式是:

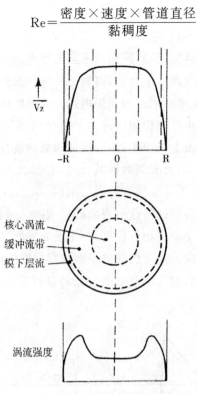

$$Re = \frac{密度 \times 速度 \times 管道直径}{黏稠度}$$

图 4-18　管道内的流层分布

Re＜2100 一般产生层流,Re＞2100 即出现涡流。对水与血液来说,涡流产生的最低速度是血管直径的函数。这种估算仅适用于无分支光滑血管的稳定血流中。动脉粥样硬化致血管内膜粗糙、血管分叉、脉搏加速与减慢,均可在低速的动脉内引起涡流。

在有涡流时仍可见层流区,在部分性血管阻塞处的下游,在较大的血管再通区可见层流现象。如果采用二次回波技术,在二次回波成像中血管再通区可见高信号,可参看偶数回波复相的有关章节(图 4-19)。

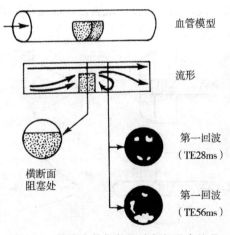

图 4-19　涡流中的偶数回波复相呈高信号

(三)奇数回波失相

层流进入磁场梯度后产生失相,在第一与其他奇数回波上引起信号丢失。当所有氢质子通过一个磁场梯度时不能按相同速度运动,因而以不同的频率进动并积累了不同量的相位时,就会发生失相。自旋回波时它们均离开了相位,自然会使信号丢失。流经血管时速度差越大、梯度场越大,失相的氢质子数就越多。因为用于层面选择的梯度场较弱,垂直于层面的血流比层面内平行的血流失相较少。如果层流稳而连续并一直持续到第二回波采集信号时为止,那么第一回波所见的失相在第二回波上可以重建,即所谓偶数回波复相。做多回波采集时,所有奇数回波均信号降低(因为失相),而所有偶数回波信号均增加(因为复相)。为了理解层流中的失相复相现象,必须认真复习一下自旋回波形成的机制。

Singer 介绍的自旋相位图也可以说明这一现象(图4-20)。该相位图可借以研究不同类型的血流。横跨血流的 2 种梯度决定着失相的程度,一是磁场梯度,二是速度梯度。血流遇到的磁场梯度的场强取决于血流的方向。进入较弱的层面选择梯度的血流,失相较少;进入较强的读出梯度的血流失相较多。在不流动与阻塞的血管处速度梯度为零;在层流中横断血管处有速度梯度,流速越快梯度越大。

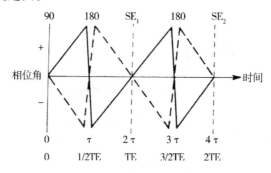

图 4-20　自旋相位图微磁场处氢质子进动频率低于平均值而失相,
强磁场处氢质子进动频率高于平均值又复相

图 4-21 显示沿前缘(较强磁场)与后缘(较弱磁场)相位角的变化。存在梯度磁场但无血液流动时复相及失相与时间呈线性关系(A)。血流进入梯度场后复相加快(B)。血流越快,复相越多。

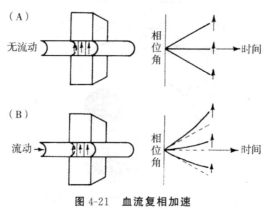

图 4-21　血流复相加速

层流与血流阻滞处不同。自旋相位图分几组曲线。在第一回波时相位曲线散开而没有聚在一点上(0.030 s),代表失相或失同步,因而引起信号丢失。在每一组同步的氢质子中前缘区复相快,因前缘区磁场强。核心区因血流最快,故复相也快。血管周边处血流较慢,故复相也较慢。

(四)偶数回波复相

流动血流第二回波时发生复相,并获得了第一回波时丢失的信号。偶数回波复相产生较高的信号,往往显示增强的重叠影。这种信号增强仅见于对称回波中,即第二回波的 TE 为第一回波 TE 的 2 倍(如 SE2 000/56 与 SE2 000/28)。不对称的回波会使偶数回波增强大为减弱或完全缺如(如 SE2 000/15 与 SE2 000/90)。运动伪影抑制技术(如速度代偿梯度脉冲)也会减弱偶数回波增强。涡流中偶数回波复相很弱,层流中相当明显。偶数回波增强对诊断颅内静脉窦血栓形成很有价值,还可显示肾静脉等腹腔血管。

横窦可显示偶数回波复相,横窦与颈静脉不规则,呼吸变化与屏气可影响其中的血流。静脉与横窦的影像反映了血流对数百次自旋回波的复合影响。例如,一个 $256×256$ 二次激励采集,需要附加 512 个单独的自旋回波,如果多数回波取自较快血流,由于失相其第一回波的信号会减弱。在第二回波中可见偶数回波复相。呼气或屏气时血流变慢,流速较稳,偶数回波复相即增加。

当血流变慢接近阻滞时第一回波的信号强度即增加,呈相对短 T_1 与长 T_2 高信号,此乃未凝血流的信号。当过度屏气时,尤其是幽闭恐惧症患者,在多数自旋回波采集中血流可能淤滞,受累血管如头、颈、腹部静脉的信号会明显增强。

头进入 RF 头部线圈时颈静脉血流可明显变慢,有可能使左侧颈静脉在第一回波中即呈高信号,此乃引流速度变慢之故,同时做 CT 或血管造影并无异常。血管造影时患者取 Towne 氏位也可见左颈静脉回流变慢。在 RF 头部线圈内行 MR 检查时患者恰好处于 Towne 氏位,因而可使左侧颈静脉血流变慢并呈高信号。此时第二回波仍呈高信号,但两次回波的信号差别变小,说明偶数回波复相减弱。

应当注意的是,虽然第二回波的强度相对高于第一回波,但即使未有第一回波失相在第二回波中也呈高信号。因此,如果发现偶数回波复相的信号特别强,其中可能包含着使信号增强的其他原因,例如流动相关增强作用。

第一回波与第二回波上所见的失相/复相,仅仅由流动的同步氢质子引起。因此,如果发现偶数回波复相,就能证明血液仍在流动。一般情况下第二回波信号相对增加比较明显,肉眼对比两个图像即可做出判断。但在可疑的病例中非常缓慢的血流必须与血栓形成加以鉴别,需要用计算机游标比较信号强度,从而确定受累的范围。在这种情况下,有人主张计算 T_2 弛豫时间,缓慢血流 T_2 呈负值。负值 T_2 是血液流动的证据。随着血流淤滞增加,MR 采集到的淤滞信号比例增大,偶数回波复相越来越少,非常缓慢的血流与早期血栓的鉴别也越来越困难。

(五)舒张期假门控

在某些情况下动脉血流淤滞也可见高信号。在呼吸与间断屏气时静脉血流会不规则,但动脉血流却随心搏而规则地运动。在一个心动周期中,动脉血流快慢交替,收缩期加快而舒张期变慢或停滞。当MRI采集人为地控制在心电图R波峰上,舒张期动脉管腔的信号高于收缩期。在收缩期升主动脉、降主动脉、肺动脉流出道呈流空低信号,而在舒张期由于血流变慢而呈高信号。

即使不用人为的心脏门控,心动周期也可能与MR扫描周期同步。例如,心率为60次/min,心动周期为每秒一次,如果TR定为1 s(1000 ms),心动周期与MR扫描周期在采集的2~8 min内保持同步。若用双回波技术,1 s内可获得10个左右层面的图像(TR为1000 ms),在心率为60次/min时,70%的心动周期在舒张期,30%的在收缩期。因此,在这10个层面图像上有3个因快速流空呈低信号,有7个因血流相对缓慢而呈高信号。心率为40次/min,每个心动周期为1.5 s,TR也为1.5 s(TR=1500 ms),1 s可获得15层图像。信号强度图显示,开始为高信号(流动相关增强),中心高波峰为舒张期高信号。如果这种情况出现,即称为舒张期假门控。

当心电图RR间期为TR时间的一半时,可获得2个高信号波峰(相当于舒张期慢流)。例如,心率为80次/min,TR仍为1.5 s(1500 ms),就会出现2个高信号波峰。

单纯舒张期假门控引起的最大高信号也不会超过血流淤滞性高信号。如果显示的信号高于一般舒张期假门控高信号,说明其中含有其他血流现象,如开始时的流动相关增强。每当在动脉内发现舒张期假门控现象,异常高信号易误诊为血栓或肿瘤。此时应改变体位反复做门控检查,以便鉴别诊断。如果在收缩期采集的层面上仍见高信号,则可肯定为病理改变。

(六)流动相关增强

在评价血流效应时必须牢记下述事实,即磁体孔洞内任何一处的血液均被磁化了,而仅对磁体中心的均匀区进行MR成像,即RF线圈选择性地激励一薄层氢质子,然后从中检查自旋回波信号。当缓慢流动的血液进入多层面成像容积的第一层时,前一脉冲序列残留下的部分饱和(去磁化)血液被完全未饱和的血液替代(图4-22)。从未饱和血液中引出来的强信号反映其完全磁化程度,而邻近的静息组织仍处于部分饱和状态,其程度取决于本身的T_1与TR。由此造成的血管信号增强称为"流动相关增强"(FRE)或"进入现象"。

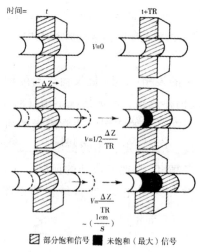

图4-22 流动相关增强

从进入层血管引出的信号来自2群氢质子：①强信号来自未饱和的充分磁化的上游氢质子（流入端）；②弱信号来自扫描层下游受过前一次激励的氢质子（仍部分饱和）。当血流速度（V）等于层厚（dz）/重复时间（TR）时血管腔内的信号最强。即流动相关增强的 MR 信号最强时，$V=dz/TR$。例如，层厚（dz）为1 cm，TR 为1 s（1000 ms），流速为1 cm/s，恰好相当于静脉血流。

流动相关增强在临床 MR 成像中很常见，例如缓慢流动的股静脉呈增强的高信号，而快速流动的股动脉呈流空的低信号。在多层面成像的容积内，最底层面是股静脉流入的第一个层面，流入的氢质子一旦接受第一个90°RF 脉冲，随即发出高信号。这些氢质子随后接受 RF 脉冲，发出的信号将逐渐变弱。最大 FRE 信号增强见于一定成像系统的进入层面。因为管腔内信号的绝对值反映血流进入成像层厚前的磁化程度，而后者取决于主磁场的场强。因此 FRE 在高场强条件下比较明显。在一定的场强下，流入血液的相对增强程度也反映邻近静止组织的纵向弛豫程度。因此 FRE 在短 TR 系列中比较明显。静止组织 T_1 值较长，其 FRE 作用也较大（图4-23）。如果流入的血液能够避开在最初层面内的90°RF 脉冲，它们就会在进入层厚中层才产生 FRE 增强效应。

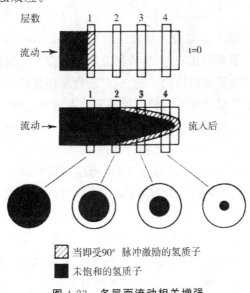

图4-23　多层面流动相关增强

二、联合流动现象

上述的流动现象常合并发生，在一次自旋回波采集中，这些作用可产生相加或相减的结果。如果在多次自旋回波的采集中血流稳定，上述联合作用将反映在血管的信号强度上。如果血流不规则，最终信号将反映在不同血流情况下多次采集的总和。

一般来说，采自慢流的自旋回波比例增加，最终信号强度将增加。如果采自快流的自旋回波数增加，最终信号将减弱。虽有上述规律，但它们的作用并不呈线性关系，在不同流速的条件下，每个自旋回波对最终信号的影响并不相同。而且产生高信号的因素对最终信号强度的影响大于产生低信号的因素。例如，偶尔一次屏气致静脉回流变慢，可能对增强 MR 信号起到很大的影响。

当流速从零增加时,FRE 先出现于进入层面上。在 $V = dz/TR$ 时 FRE 作用最大。当流速继续增加时,FRE 将出现于深部层面,但由于时间飞越丢失与失相作用,最初进入层面可能出现信号减弱。流速增加时第一回波失相即增加,如果对称的第二回波与等速层流持续到第二个 TE,偶数回波复相将会重建第一回波失相丢失的信号,但在第二回波上快速流空效应会加强。在第二回波的信号中将反映抵消性影响,即偶数回波复相使信号增强,而快速流空效应增加会使信号丢失。随着血管口径缩小,在一定流速下失相-复相作用即相应增加。

当静脉或静脉窦在第二回波像上特别明显时,即可能伴有 FRE 效应。因为偶数回波复相仅能恢复第一回波失相丢失的信号,不会增加信号强度。在第一回波上失相会掩盖 FRE,所以 FRE 效应只能在第二回波上评价。

动脉中出现高信号,说明可能存在舒张期假门控。心动周期与 MR 周期完全同步并产生完的舒张期假门控,实际上是不可能的。临床上必须注意鉴别动脉流动相关的信号增强与肿瘤或血栓。舒张期假门控引起的慢流只能出现于动脉内,而且只能出现于舒张期采集的部分图像上。为了与肿瘤或血栓鉴别,应当重复心脏门控。如果高信号见于心脏收缩期的下部层面上,可以排除流动相关增强。

三、脑脊液流动

脑脊液循环很慢,心搏时才会加快。脑脊液由脑室内面的脉络丛产生,每天约 500 mL。在缓慢稳定的流动过程中,随着每次心搏,脑脊液会产生局部性快速往复运动。收缩期大脑半球膨胀、脉络丛也膨胀。脑底动脉的搏动,也会促进脑脊液往复运动。这种往复运动在脑室与基底池均有,但以中脑导水管最明显。脊髓蛛网膜下腔也可见这种往复运动,以枕大孔以下的颈段较明显,腰段最微弱。脑脊液的这种往复运动像血流一样也会引起流动效应,但以慢流效应为主。

大脑导水管可因流空效应而产生信号丢失,以薄层扫描与 T_2 加权像较明显。第四脑室上端的信号丢失乃涡流所致。侧室与第三脑室孟氏孔附近偶尔亦可见信号丢失。大脑导水管狭窄或梗阻,会减弱信号丢失。

增加大脑导水管流速会加重信号丢失,以慢性交通性脑积水(包括正常压力脑积水)最明显,脑脊液流经大脑导水管的速度为正常人的 6~8 倍。在轻度 T_2 加权像上正常压力脑积水引起的信号丢失最明显,急性交通性脑积水与脑萎缩引起的信号丢失最轻。

脑室僵硬如周围胶质增生或皮层动脉硬化可使脑室顺应性降低,可使大脑导水管信号丢失加重。

基底动脉周围的脑脊液往复运动也可引起信号丢失,在薄的 T_2 加权像上最明显,不要误诊为基底支脉的动脉瘤。例如,在 2.5 mm 层厚的 T_2 加权像上(SE 2000/50)基底动脉前方可显示明显的流空黑影,形成所谓"假性动脉瘤影",但改用 1 cm 层厚轻度 T_2 加权像(SE 2000/30)即可显示正常直径的基底动脉。

基底池与脑室内由于流动相关增强可见高信号,尤其是成像容积的流入层面,按信号不同可误诊为蛛网膜囊肿、肿瘤、脂肪瘤、甚至亚急性出血。当进入层面出现高信号影像时,应重复检查,重新摆位,使可疑层面进入成像容积的中央部位。当采用对称性双回波时,可见偶数回波复相,尤其是脑脊液流入层面。

　　例如,小脑延髓池假瘤,在第一回波像上(SE 2000/40)一侧小脑延髓池显示边界清楚的中等信号"肿瘤",很易误诊为蛛网膜囊肿。在第二回波像上(SE 2000/80)"肿瘤"呈脑脊液信号。CT 造影未见任何"肿瘤"征象。MR 高信号乃脑脊液往复运动所致的流动相关增强。当未饱和氢质子进入成像容积最低层面时引起信号增加。

　　又如第四脑室假肿瘤,在第一回波像上(SE 2000/40)第四脑室显示高信号影,易于误诊为脂肪瘤、皮样囊肿或其他含脂肪的肿瘤,此处乃成像容积的最底层面,由于流入现象而引起高信号。在第二回波像上(SE 2000/80)偶数回波复相使信号进一步增强。在进入层面处反复采集,高信号消失,证实乃脑脊液流动伪影。

　　再如假性亚急性出血也可由流动相关增强引起。在中脑导水管周边可见高信号,颇似亚急性出血。重复扫描高信号影可消失。高信号伪影位于成像容积的最底层面,通过中脑导水管的搏动性往复运动可引起 FRE 效应。

　　舒张期假门控在舒张期采集成像中可引起第三脑室高信号,在收缩期采集成像中则呈流空黑影。说明心动周期与 MR 周期同步时偶尔会在第三脑室引起高信号"假肿瘤"征象。

四、梯度回波成像中的流动现象

　　采用梯度反转可产生一个"梯度"或"磁场"回波。与常规自旋回波相比,梯度回波技术不用 180°脉冲。自旋回波成像中,由于下列原因在垂直于成像层面的血流中可引起信号丢失:①时间飞越效应(在 90°脉冲与 180°脉冲的间隔期);②失相,因血流通过层面选择梯度,后者施加在 90°～180°脉冲。

　　FLASH 与 GRASS 等梯度回波快速扫描技术,由于没有 180°脉冲,时间飞越效应引起的信号丢失明显减弱。另外,没有第一回波失相与第二回波复相,在 90°脉冲后检查第一回波之前层面选择梯度已经反转。因此,即使以动脉流速进入的新鲜氢质子也会引起流动相关增强,这种增强不会被常规 SE 序列中那些使信号减低的因素对抗。因此,在 FLASH 与 GRASS 等快速扫描成像中流动相关增强(FRE)特别明显。

　　另外,快速扫描技术采用小倾斜角与短 TR。短 TR 仅能采集一层的信号,使每个层面均是"进入层面",均可产生 FRE 效应。短 TR 还限制了邻近静止组织的恢复,更增加了流动相关增强。

　　当 TR 缩短至 100 ms 左右,如此短的 TR 时间使横向磁化矢量不能完全衰减,必然增加 T_2 的对比度,在倾斜角<30°时,T_2 加权成分特别明显。因此,小角度与短 TR 使 T_2 加权增加、静止组织信号增强,从而可减弱 FRE 的相对效应。采用 90°倾斜角梯度回波,短 TR 仍在 100 ms 以上,其流动相关增强最大。

五、MR 流体测定技术

　　流体定量与显像包括 2 种 MR 技术:一是时间飞越效应,二是相位敏感性。最简单的 MR 流体测定时间飞越法是采用二脉冲附加检查序列,该方法用选择性 90°或 180°脉冲附加或标记一个冲击量的氢质子,用特定间隔与第二个 90°检查脉冲分开。在饱和(90°)"附加"脉冲后,施加一个破坏性梯度分散任何能为第二个 90°脉冲查出的残余横向磁化矢量。该方法的优点是能缩短脉冲间隔至几毫秒,增加了检查的速度范围。

　　多数成像系统都有用以粗略测定流速的软件,或者采用流动相关效应测定流速。FRE 在第一层面内为 V＝dz/TR。因此,在一系列单层采集中每一个层面都是进入层面,改变层厚 (dz)与 TR,可使 FRE 达到最大值,从而可以据此测定流速(V)。

相位敏感流体定量技术的根据是通过流入磁场梯度内的自旋质子以积累相位。只要梯度 "平衡",静止组织即没有净相位积聚。运动自旋质子,改变施加正梯度与负梯度的位置,在自 旋回波时即可积累不同数量的相位。相位积累的多少取决于自旋质子的流速、梯度场的场强 与时限。

多数 MR 成像技术对相位不敏感。虽然原始资料中有相位信息,但极少用于 MR 成像。 为了消除含糊不清的信息,在积累流体状况的原始数据时必须排除大于 360° 的相位信息。 减弱梯度场或缩短时限可以达到这一目的,但同时也降低了测定较慢流体的敏感性。为了获 得一定的特异性必须部分牺牲敏感性。

六、MR 血管造影技术

MRA 的基本原理与流体定量技术相同,一是时间飞越效应,二是相位敏感性。无论血流 成像采用什么特异技术,必须分开血管与静止组织。一种方法是将选择性饱和测定与第一 90° 脉冲非选择性测定结合起来。在脉冲间隔内进入的新鲜自旋质子是饱和的,仅发出低信号。 而静止的自旋质子不能分辨选择性脉冲与非选择性脉冲,所以在这两种脉冲测定法中信号相 同。因此,若将两种测定法的图像相减,消灭了静止组织的信号,仅留下血管的图像。用这种 方法可以形成血流图像,但仅限于缓慢的静脉与舒张期的动脉成像。

快速血流与慢速血流信号增强不同,是动脉成像技术的基础。通过门控系集心电图 R 波 上的自旋回波,并调整 R 延迟时间(即 R 波与 90° 脉冲之间的时间),可以获得收缩期与舒张期 的血流图像。

偶数回波复相现象是扫描层面内选择性血管成像的基础。由于频率编码梯度总是大于相 位编码梯度,因而平行于频率编码轴线方向上的失相——复相现象比较明显。当奇数与偶数 回波在慢流中采自频率编码轴时,将两种图像相减后余下的信号主要是复相血管来的信号。 采用该方法在采集回波时血流必须慢而稳。为了观察动脉必须选择舒张期采集信号。

第四节　MRI 的适应证与禁忌证

磁共振扫描主要使用强磁场与射频脉冲,目前使用的磁场强度为 0.15～2.0 T,相当于 1500～20000 GaUSs。使用强磁场的目的是使人体组织内的原子核磁化。使用射频脉冲的目 的是给予磁化的原子核一定的电磁能。人体原子核接受了电磁能在弛豫过程中又释放出来, 并形成磁共振信号,电子计算机将 MR 信号收集起来,按强度转换成黑白灰阶,按位置组成二 维或三维的形状,灰阶与形状最终组成 MR 图像,供临床诊断与分析。由此可见,磁共振检查 不像 CT 扫描那样要受到 X 线的辐射损伤,它是一种崭新的无创性的影像学检查手段,对患者 既安全又可靠,不会造成任何损害。

一、患者受检前的准备

在进入强磁场检查室之前,医生应对患者做适当的解释工作,以消除其思想顾虑。

（1）详细询问现病史与既往史,结合申请单上临床医师查出的症状、体征、实验室检查及拟诊,确定扫描部位及层面选择,以便有的放矢地查出病变的部位、范围与性质。

（2）询问并检查患者是否有心脏起搏器、神经刺激器、人工心脏瓣膜、眼球异物及动脉瘤夹,发现这些物品者不要进行检查。

（3）进入检查室以前取下患者身上的一切金属物品,如假牙、发卡、戒指、耳环、钥匙、钢笔、手表、硬币等,这些物体会造成金属伪影,影响成像质量。信用卡、磁盘、磁带也应取下,否则会发生去磁损坏。检查眼部前应洗掉眼影等化妆品,检查盆腔应取出妇女卫生巾及避孕环,否则也会因伪影而影响诊断。

（4）幼儿、烦躁不安与幽闭恐惧症患者应给予适量镇静剂,如水合氯醛、安定等。

（5）使患者尽量舒适地平卧在检查台上,盖上棉毯以保持温暖。

（6）预先向患者解释检查过程中的一些现象,如梯度场启动会有噪声,使患者能安心静卧,平稳呼吸,如有不适可用话机与医生交谈。

（7）中风脑瘤伴颅高压者应先采取降颅压措施,否则患者仰卧会因喷射性呕吐而造成窒息与吸入性肺炎。由于检查时间较长,为预防意外,可侧卧位扫描。

二、安全性问题

由于磁共振采用强磁场,在使用过程中需特别注意以下几个问题。

（1）医用磁共振扫描仪的场强均在 2.0 T 以下,对人体并无有害的生物学效应。虽然梯度磁场引起的场强变化可使受激励组织发生生物电流感应,但电流强度十分微弱,远远低于能够刺激心脏、神经细胞与肌肉纤维所需要的强度。目前认为,外磁场强度应限制在 2.0 T 以下,启动梯度磁场应限制在 3.0 T/s 以下,射频脉冲的功率应限制在 0.4 W/kg 以下。

（2）即使微弱的磁场也足以造成心脏起搏器及神经刺激器失灵,因此带有上述装置者禁止进入磁共振室。

（3）在强磁场内的射频脉冲可使受检组织与植入体内的金属物体温度轻微上升。较大的金属物,如人工髋关节与哈氏棒,具有导电性,温度可上升 1～2 ℃。

（4）动脉瘤夹含镍量较高,在强磁场中会产生较大的扭矩,有导致动脉瘤破裂的危险。

（5）迄今尚未发现医用磁共振设备引起人体基因的变异或婴儿发育障碍,但检查妊娠期妇女应十分慎重,一定要做磁共振者应尽量减少射频次数及发射时间。

（6）心电监护仪、人工呼吸机、心脏起搏器等抢救设备不能进入强磁场的检查室,因此危重患者应避免在抢救期受检。

（7）超导型 MR 扫描仪采用液氦与液氮制冷,密封管道一旦漏气,氦气上升,氮气下沉,使正常空气层逐渐变窄,影响患者的供氧,应随时注意检查。

三、中枢神经系统磁共振检查的适应证

中枢神经系统位置固定,不受呼吸、心跳、胃肠蠕动及大血管搏动的影响,运动伪影很少,而磁共振又无骨质伪影的干扰,所以 MR 对脑与脊髓病变的效果最佳。总起来说,中枢神经系统的器质性病变往往都有相应的磁共振特征,有的表现为形态学改变,有的表现为信号异常,有的形态与信号均有改变,结合病史、临床改变与化验检查,大多数病例可以做出定位与定性诊断。

(一)脑血管病变

(1)缺血性中风如动脉粥样硬化性脑梗死、腔隙性脑梗死、分水岭脑梗死等,MR 均比 CT 敏感而特异。MR 对显示出血性梗死有独特的价值。

(2)出血性中风如大灶性脑出血、小灶性脑出血、脑叶出血、蛛网膜下腔出血、硬膜外血肿、硬膜下血肿等,MR 均可显示。在高场强条件下 MR 能显示血肿内含氧血红蛋白、脱氧血红蛋白、正铁血红蛋白、含铁血黄素等生化改变,能将血肿进行准确的分期诊断。

(3)双重性中风,既有脑出血又有脑梗死,在 MR 上显示得最清楚。

(4)脑动脉瘤、动静脉畸形均表现为流空血管影。MR 能显示 DSA 与 CT 均不显影的隐性血管畸形,尤其是海绵状血管瘤。

(5)静脉窦血栓形成在 MR 上可以确诊。

(二)感染与炎症

各种细菌、病毒、真菌性脑炎与脑膜炎,结核性脑膜炎与肉芽肿在 MR 上均可显示,注射顺磁性对比剂 Gd-DTPA 对定性诊断更有价值。对弓形虫脑炎、脑囊虫病、脑包虫病可做定性诊断,并能分期分型。

(三)脑部退行性病变

MR 显示皮质性、髓质性、弥漫性脑萎缩优于 CT。MR 能诊断原发性小脑萎缩与橄榄桥脑小脑萎缩。MR 能显示动脉硬化性皮层下脑病、Alzheimer 与 PiCK 氏病、Huntington 氏舞蹈病、WIlson 氏病、Leigh 氏病、一氧化碳中毒、霉变甘蔗中毒、甲旁低及 Fahr 氏病。MR 能显示帕金森氏综合征、Shy-Dmger 综合征、运动神经元病的异常铁沉积。

(四)脑白质病变

MR 对诊断多发性硬化、视神经脊髓炎、Balo 氏同心圆性硬化、弥漫性硬化有重要价值。MR 可确诊异染性白质营养不良、肾上腺白质营养不良等髓鞘发育障碍。

(五)颅脑肿瘤

脑瘤在 MR 上有形态学与异常信号两种改变,除占位效应外多数脑瘤呈长 T_1 与长 T_2 信号。脂肪瘤与含三酸甘油酯的胆脂瘤、畸胎瘤内有特征性的短 T_1 高信号。恶性黑色素瘤有特征性的短 T_1 短 T_2 信号。MR 显示肿瘤内出血尤为敏感。注射 Gd-DTPA 可分辨胶质瘤的恶性程度,并能分辨瘤组织与水肿区。

(六)颅脑外伤

脑挫裂伤内的软化坏死与出血灶在 MR 上泾渭分明。外伤性脑内血肿、蛛网膜下腔出血、硬膜外或硬膜下血肿在 MR 上显影清晰且持时长久。

(七)脑室与蛛网膜下腔病变

MR 能显示室间孔与中脑导水管,因而易于分辨梗阻性或交通性脑积水。MR 显示蛛网膜囊肿、室管膜囊肿、脑室内肿瘤、脑室内囊虫、蛛网膜下腔囊虫等均很敏感。

(八)颅脑先天性发育畸形

MR 是显示发育畸形最敏感而准确的方法,如大脑或小脑发育不良、脑灰质异位症、胼胝体发育不良、神经管闭合障碍、Dandy-walker 综合征、Chiari 畸形、结节性硬化、神经纤维瘤病等。

(九)脊髓与脊椎病变

从矢状面、轴面与冠状面上直接显示脊髓与脊椎(包括间盘)是 MR 的突出贡献。脊椎骨折、间盘损伤与脊髓受累的关系在 MR 上一目了然。MR 能对颈椎病进行分期与分型诊断。MR 显示椎管狭窄、腰椎间盘病变、脊髓结核与转移瘤相当清楚。MR 直接显示脊髓空洞、脊髓动静脉畸形、髓内出血、硬膜下或硬膜外血肿、蛛网膜囊肿均很清晰。MR 显示髓内与髓外肿瘤均优于 CT,还可显示肿瘤性脊髓空洞、瘤内出血与囊变,增强 MR 可勾画出肿瘤侵犯的具体范围。

四、体部磁共振检查的适应证

磁共振对软组织的分辨力明显优于 CT,能直接显示血管结构,能显示铁质等顺磁性物质,能分辨脂质与含水组织,这是它在体部脏器与骨骼关节肌肉系统得以推广应用的基本优势。附加呼吸门控与心脏门控技术使磁共振可以检查肺脏与心脏,并提高腹部脏器的分辨力。但磁共振扫描时间长,检查腹部脏器时胃肠运动伪影造成的干扰较大。为提高肺脏与心脏的分辨率需加用较为复杂的门控技术以抑制运动伪影。因而腹部 MR 扫描在某些方面并不比 CT 扫描优越。

(一)五官与颈部病变

由于 MR 的软组织分辨力高,可进行矢、冠、轴多方位扫描,又无骨质伪影的干扰,在检查眼部、鼻窦、内耳、鼻咽、喉与颈部病变方面比 CT 优越;但在显示上述部位的骨质受累方面不如 CT。

(二)肺与纵隔病变

肺与纵隔的磁共振检查需加呼吸与心脏门控。由于 MR 可行冠状与矢状面扫描,因而具备了常规X线的优点。由于 MR 可行轴面扫描,因而具备了 CT 扫描的优点。像 CT 一样,MR 善于显示肺与纵隔内的肿瘤与淋巴结肿大,MR 还可直接分辨纵隔内的大血管与淋巴结。肺内炎症、结核、纤维化、肺大疱、胸腔积液、支气管扩张等病变,在 MR 上均可显示。

(三)心脏与大血管病变

心脏与大血管磁共振检查需加心电门控。由于快速流空效应,心腔与大血管均呈无信号黑影,其内的肿瘤呈软组织影,其内的血栓呈正铁血红蛋白独特的高信号。MR 可直接显示主动脉瘤、主动脉夹层动脉瘤等大血管病变。MR 能直接显示肥厚型心肌病、充血性心肌病、缩窄性心肌病、心包积液及室壁瘤。急性与慢性心肌梗死区呈长 T_1 与长 T_2 异常信号。MR 能显示风心病瓣膜改变,并能显示前负荷与后负荷增加所致的继发性改变。对各种先天性心脏病变如室间隔或房间隔缺损、法鲁氏四联症、马凡氏综合征等病理改变在 MR 上必须选择适当的层面才能显示。

(四)肝胆系统病变

MR 能诊断肝囊肿、肝海绵状血管瘤、肝癌、肝转移癌。MR 对鉴别海绵状血管与肝癌(包括转移癌)有特别重要的价值,少数 CT 增强动态扫描难以确诊的海绵状血管瘤在 MR 重度 T_2 加权像上可以与肝癌明确地加以鉴别。MR 诊断肝硬化可以借用 CT 的所有标准,但 MR 可以直接显示食道与胃的静脉曲张。MR 在显示急性肝炎方面优于 CT,但诊断脂肪肝却不如 CT,因为脂肪肝内脂肪成分与含水成分的化学位移信号相互抵消,使信号变化反而减弱。

MR 诊断急慢性胆囊炎可以借用 CT 的诊断标准，T_1 加权像与 CT 所见雷同。MR 可鉴定胆囊浓缩胆汁的能力，有助于鉴别急性与慢性胆囊炎。MR 显示胆囊癌与 CT 类似。MR 诊断胆石症似不如 CT 敏感，CT 上胆石呈高密度，而 MR 上胆石呈低信号。

MR 显示梗阻性黄疸的作用与 CT 相同，也能区分梗阻的部位，从而区分出低位梗阻性黄疸与高位梗阻性黄疸。胆道扩张在 CT 上呈低密度，在 MR 上呈长 T_1 长 T_2 异常信号。对肝内胆管扩张 MR 优于 CT，因为 CT 上扩张的胆管与肝内静脉皆呈低密度，而在 MR 上肝内静脉呈流空低信号，而淤滞的胆管呈长 T_1 长 T_2 信号。

(五)胰脏病变

胰脏是 MR 检查中比较薄弱的环节，由于 MR 扫描时间长，胃肠蠕动伪影的干扰较大。胰脏周围为脂肪，其后有大血管，其前有含气肠腔，因而化学位移伪影的干扰也比较大。MR 可以沿袭 CT 的标准显示胰腺癌、胰岛细胞瘤、急性胰腺炎、慢性胰腺炎与假囊肿形成，但并不比 CT 的影像清晰。

(六)肾脏与泌尿系统病变

肾脏周围为脂肪，后者呈短 T_1 高信号。肾脏为含水脏器，在与脂肪的交界面上因化学位移伪影，可勾画出肾脏的轮廓，在冠状面上尤其清晰。MR 可以显示肾脏的肿瘤、囊肿、肾盂积水等 CT 可以显示的病变。MR 显示输尿管与膀胱病变与 CT 雷同，但显示结石并不优于 CT。

(七)盆腔病变

MR 显示男性盆腔与女性盆腔病变均略优于 CT，因盆腔脏器不受运动伪影的干扰，MR 又能直接区分流空的血管与肿大的淋巴结，因而盆腔肿瘤、炎症均显影清晰。

(八)关节肌肉病变

MR 显示关节肌肉系统的病变明显优于 CT，对关节软骨与韧带损伤的显示更为其他影像学检查所无法比拟，因此关节肌肉病变的 MR 检查日益普及。

五、磁共振检查的禁忌证

磁共振采用高场强扫描成像，为防止发生意外，下列情况应视为禁忌证：①带有心脏起搏器及神经刺激器者；②曾做过动脉瘤手术及颅内带有动脉瘤夹者；③曾做过心脏手术，并带有人工心脏瓣膜者；④有眼球内金属异物或内耳植入金属假体者。

下述情况检查时应慎重对待：①体内有各种金属植入物的患者；②妊娠期妇女；③危重患者需要使用生命支持系统者；④癫痫患者；⑤幽闭恐惧症患者。

第五章 CT 检查技术

第一节 胸部 CT 扫描技术

一、适应证与相关准备

(一)适应证

(1)纵隔:CT检查可以发现常规X线不易发现的纵隔肿瘤,并能准确地显示病变的性质、大小及范围。可发现有无淋巴结的肿大,显示病变与周围结构的关系。

(2)肺脏:可以发现肺、支气管和肺门等部位的各种疾病,如肺内的良恶性肿瘤、结核、炎症和间质性、弥漫性病变等。对肺门的增大,可以区分是血管性结构还是淋巴结肿大。

(3)胸膜和胸壁:能准确定位胸膜腔积液和胸膜增厚的范围与程度,鉴别包裹性气胸与胸膜下肺大泡,了解胸壁疾病的侵犯范围及肋骨和胸膜的关系。

(4)外伤:了解外伤后有无气胸、胸腔积液及肋骨骨折等情况。

(5)食管病变。

(二)相关准备

(1)认真审阅申请单,了解患者检查的目的和要求,详细阅读临床资料及其他影像学资料。

(2)检查前向患者简述扫描的全过程,取得患者的配合。

(3)去除检查部位的金属饰物和异物,如发卡、纽扣、钥匙、膏药等,防止产生伪影。

(4)对不合作的患者,包括婴幼儿、躁动不安和意识丧失的患者要给予镇静剂,必要时给予麻醉。

(5)向患者说明呼吸方法,做好呼吸训练。

(6)对于耳聋和不会屏气的患者,在病情许可的情况下,可训练陪伴帮助患者屏气。方法是当听到"屏住气"的口令时,一手捏住患者鼻子,一手捂住患者口部,暂时强制患者停止呼吸,等曝光完毕后,听到"出气"的口令后立即松手。

(7)如果呼吸困难不能屏气或婴幼儿,也可在扫描中,缩短时间,以减轻运动伪影。

(8)增强扫描患者,预先建立好静脉通道。

二、检查技术

(一)普通扫描

1.扫描体位

患者仰卧于扫描床上,头先进,两臂上举抱头,身体置于床面正中。

2.扫描范围与定位像

扫描范围从肺尖开始,一直扫描到肺底。定位像为胸部前后正位像,既可作为定位扫描用,又能给诊断提供参考。

3.扫描参数

管电压≥120 kV,管电流采用智能 mAs 技术,准直器宽度 0.5~1.2 mm,重建间隔为准直器宽度的 50%,FOV 根据患者体型大小设定,应包括整个胸廓,矩阵≥512×512,pitch 为 1.0~1.2;体部软组织算法和肺组织算法重建横断面、冠状面。肺窗:窗宽 1400~1800 Hu,窗位 600~800 Hu;纵隔窗:窗宽 200~350 Hu,窗位 30~50 Hu。

(二)增强扫描

对于怀疑胸部占位病变患者,应进行增强扫描。静脉团注对比剂 60~70 mL,流速 2.0~2.5 mL/s,延迟扫描时间 20~25 秒;对病变性质不明确者,可在 50~60 秒加扫静脉期。扫描范围和扫描参数同平扫。

三、影像处理

根据临床和诊断需要,做不同方位的图像重建。胸部图像的显示和摄影常规采用双窗技术,即肺窗和纵隔窗。对于外伤患者,应观察和摄影骨窗。对肺部的片状影,块状影及结节病灶,可由肺窗向纵隔窗慢慢调节,选择最佳的中间窗观察和摄影。对于怀疑支气管扩张的患者,还应进行高分辨力算法的薄层重建,以更好显示病变。摄影时按人体的解剖顺序从上向下,多幅组合。对于一些小的病灶可采用放大摄影,或进行冠状面、矢状面重建,以便于进行定位描述。另外,还应摄影有无定位线的定位像各一幅。

第二节　冠状动脉 CT 扫描技术

一、适应证与相关准备

(一)适应证

1.冠状动脉疾患的筛选

对临床症状表现为不典型胸痛,或典型缺血性心绞痛症状,或心电图异常的患者,可先进行 CT 冠状动脉造影进行筛选。

2.各种血管重建术的术前定位

如经皮腔内血管成形术(PTCA)及冠状动脉搭桥术(CABG)前,利用本技术可明确病变的位置和范围,观察其与周围结构的关系。

3.术后复查

用于 PTCA 及 CABG 等术后复查,创伤小,易耐受,检查方便。

4.其他方面的检查

其他非冠心病的心脏手术及瓣膜置换术前了解心脏的功能情况,排除冠状动脉狭窄性疾患;心脏梗死患者稳定期的复查,了解冠状动脉解剖情况及受损害的血管数目,判断预后,指导治疗;选择性冠状动脉造影前行 CT 冠状动脉造影,可以起到预警作用,减少选择性冠状动脉造影操作的危险性;非冠心病心脏手术前的冠状动脉评价,排除非冠心病外科手术前明显的冠状动脉病变,如瓣膜病变、主动脉疾患、成人先天性心脏病等;电生理射频消融术前诊断:在双心室起搏器植入前明确心脏冠状静脉解剖;房颤射频消融之前用于明确患者的肺静脉解剖,测量左心室大小、与周围组织关系(如食管),以及除外左心房附壁血栓。

(二)相关准备

除了 CT 扫描的常规准备外,尚有一些特殊准备。

1.心率控制

对于 64 排CT,建议心率低于 70 次/min,双源CT 建议低于 90 次/min。对于基础心率过快的患者,在没有禁忌证情况下,需服用降心率药,如舌下含服美托洛尔 25.0~50 mg 或阿替洛尔 12.5~25 mg,使心率得到控制。

2.呼吸训练

检查前训练患者做深吸气、屏气及呼气动作。一般经过训练,患者的屏气时间可以大大延长,可在扫描过程中保持屏气不动。并且观察记录患者屏气时的心率情况,心率变化不应超过基础心率的 10%。

3.硝酸甘油的使用

CT 扫描前 5 分钟舌下含服硝酸甘油片剂 0.5 mg。服用硝酸甘油能够使冠状动脉血管扩张,弥补 CT 设备对细小分支血管显示不足的缺陷。

4.心电图电极安装

冠状动脉 CT 扫描需与心电门控相结合,这样可获得清晰可靠的冠状动脉图像。

5.建立静脉通道

以 18G 以上的留置针置于手臂上粗大的静脉(如肘静脉),连接高压注射器后,将患者手臂置于头部,保持伸直、放松。

二、检查技术

(一)多层螺旋 CT 扫描技术

1.扫描体位

患者仰卧,头先进,两臂上举抱头,身体置于床面正中,侧面定位像对准人体正中冠状面。

2.定位像

常规扫描胸部前后定位像及胸廓侧位定位像。

3.扫描范围

从气管隆凸下到心尖,包括整个心脏。

4.扫描参数

管电压 80~140 kV,管电流 600~750 mA,机架旋转时间 0.3 s,扫描层厚 0.6 mm,螺距 0.2~0.5,采集时间窗位于 70%~80%R-R 间期;重建视野 20~25 cm;矩阵 512×512;"锐利"(sharp)重建核。钙化积分的量化采用国内外通用的 Agatston 积分,每支冠状动脉的积分相加即为该患者的钙化积分。

5.扫描延迟时间

冠状动脉 CTA 扫描有专用的程序,测定靶血管内对比剂峰值变化,选择在对比剂浓度到达最高值时开始扫描。多层 CT 测定对比剂峰值浓度的方式有两种。

(1)团注试验法:用低剂量扫描条件,选择靶血管的近端断面设定感兴趣区,作为采集层面,选择与 CTA 扫描相同的注射流速,由肘静脉注入非离子型对比剂 20 mL,注药后延时 8~

12 s 开始扫描。此时靶血管内对比剂的浓度由低向高迅速增加，连续扫描至目标血管的对比剂浓度下降到接近正常浓度时中止扫描。将所获得的连续图像用动态评估软件进行分析，得到靶血管的时间密度曲线及平均峰值时间。根据平均峰值时间，设定扫描开始的延迟时间。

（2）对比剂自动跟踪技术：选择靶血管的近端断面，设定感兴趣区，选定触发阈值，一般在 100～150 Hu。用 4～5 mL/s 流速，由肘静脉注药后，延时 8～12 s 开始低剂量扫描采集。当感兴趣区内对比剂浓度到达设定阈值时，机器自动启动，并延迟（患者吸气与屏气口令后）3～5 秒后开始扫描。该方法推荐使用于心功能正常患者。

6.注射参数

经静脉注射对比剂，碘对比剂浓度为 350～400 mgI/mL，对比剂注射流速为 4～5 mL/s，对比剂总量由流速和扫描采集时间所决定，推荐使用 50～80 mL。

7.扫描技术

钙化积分扫描用于冠状动脉内钙化病变的识别和定量，可使用 ECG 前瞻式门控扫描（序列扫描），也可使用 ECG 回顾式门控扫描（螺旋扫描）技术来完成检查。

ECG 前瞻式门控扫描时，系统根据前 3～5 个心动周期的搏动，准确预测下一个心动周期 R 波的位置触发扫描。扫描方式为步进式床移动（轴扫）。心脏容积通过"踩点触发"技术采集，患者的 ECG 信号用来启动序列扫描。由于 ECG 触发序列扫描需采用先前 R-R 间隔的平均值对患者下一个 R-R 间隔做出可靠的预测，因此该方法不应用于心律失常或心律不齐的患者。

ECG 回顾式门控扫描采用螺旋扫描方式，ECG 信号和原始数据被同时记录下来，根据心电图信号采用回顾式图像重建。CT 图像重建至少需要 180°扫描数据，即单扇区扫描，时间分辨力为 165～210 ms。高心率时，心脏舒张期变短，多层 CT180°采集时间长，重建图像有运动伪影。为了提高多层 CT 的时间分辨力，缩短采集时间，将 2～3 个心动周期的采集数据重组为一幅图像，即多扇区扫描，时间分辨力可减少 1/2 或 1/3。多层螺旋 CT 心电图编辑方法有消除（delete），忽略（disable），插入（insert），R 波偏移（shift R-peak）等，对于有严重心律不齐的患者，可联合使用多种心电图编辑技巧，最终获得理想的冠状动脉图像。

可以采用 ECG 毫安调制技术、低管电压和前瞻性心电门控技术等降低辐射剂量。

(二)电子束 CT 扫描技术

1.单层容积扫描

使用心电门控采集图像，层厚 1.5～3.0 mm，平扫可显示有无冠状动脉钙化，增强扫描可观察冠状动脉有无狭窄及梗阻等情况。

2.电影扫描

使用心电门控采集图像，层厚 7 mm，对比剂用量一般 45～55 mL，流率 2.5～4.0 mL/s，可用于心脏大血管解剖结构分析及心功能分析。

3.血流扫描

使用心电门控采集图像，层厚 7 mm，对比剂用量一般 30～35 mL，流率 7～9 mL/s，扫描延迟时间约为 1/2 循环时间，可确定心肌、冠状动脉及搭桥血管的血流灌注情况等。

三、影像处理

(一)横断原始图像重建

根据采用的心电门控模式和采集时间窗、管电流心电调制等技术的使用情况,选择 R-R 间期中横断面最清晰图像重建,心率<70 次/min,一般选择 70%～80%R-R 间期重建;心率>70 次/min,一般选择 30%～40%R-R 间期重建。显示野(dFOV)应该包括整个心脏边界,一般为 20～25 cm;图像矩阵 512×512。若需要评估心功能,可以在 0～90%R-R 间期内以 10%为间隔重建原始横断面图像(必须是回顾性心电门控采集模式)。冠状动脉原始断层图像重建建议使用最薄的层厚(0.500～0.625 mm)、平滑重建核和半周重建完成。

(二)三维图像重组方法

常用的三维后处理方法包括 MIP、容积重组技术(VRT)、CPR、MPR。标准后处理方法是首先通过横断面图像,或是 VR 图像确定所选时相是否合适,初步观察冠状动脉的大致走行及病变,再对可疑病变部位进行 MIP、MPR 及 CPR 等后处理图像重组,结合病变部位的横断面,观察血管狭窄的垂直切面并测量其狭窄。CPR 重组图像经血管中心,直观显示管腔情况,但是中心线必须准确。VR 图像立体观察心脏和冠状动脉外形和心外结构,在评估狭窄时不建议使用。MPR 图像观察解剖变异和心脏内外细微结构。最佳的方法是病变部位冠状动脉长轴 MPR 及 MIP、病变血管的 CPR 和 VR,以及与横断面影像结合起来进行评估。

(三)对于心律不齐造成图像质量的下降主要采取的方法

1.绝对延迟方法重建

由于 R 波后紧邻时相为收缩期,受心律变化影响较小,进行收缩末期重建可获得错层伪影较小的图像。

2.分段分时相重建

可以获得冠状动脉各个分支不同相位窗的清晰图像。

3.横断面重建

可以部分改善图像质量,百分比法是一种以心动周期的百分比值(%)作为触发单位的方法;固定时间法则是按固定的延迟或提前时间(ms)作为触发单位的方法。通常百分比法可以较明显改善图像质量。

4.自动化最佳期相选择技术

通过计算各支冠状动脉的运动速度从而自动化选择运动速度最低的 2 个时相进行重建:①单发期前收缩可导致瞬时心脏运动加快,此时可以应用心电图编辑软件忽略或删除这一心动周期,用下一个心动周期的数据来补足加以纠正;②代偿间歇可以造成与其他心动周期运动状态不一致的现象,此时需要对其前一个 R 波进行人为调整,对缺失的信号进行人为的插入,以保证其运动时相的一致性;③房颤的心动周期长度变化范围更大,心动周期更短,图像质量更差。舒张期重建方法已经无法满足时间分辨力的要求,只能进行收缩末期重建和绝对时间延迟重建;④房室传导阻滞可引起心动周期延长,改善方法是利用绝对时间延迟进行重建,或个体化心电图编辑,采用手动偏移 R 峰的办法纠正 R-R 间期不等造成的数据不匹配,尽量使重建数据保持在心脏搏动的同一相位。

(四)其他因素对成像质量的影响

(1)钙化斑块明显者,产生明显伪影,影响冠状动脉的重建效果。

(2)检查时身体移动所造成的运动伪影,重建后出现图像模糊。

(3)右心房高密度对比剂伪影:缩短扫描时间、减少对比剂用量和采用双筒高压注射器,能有效消除右心房对比剂伪影对 RCA 显示的影响。

(4)呼吸运动伪影:检查前对患者进行屏气训练,使用尽可能短的扫描时间,一般能消除呼吸运动伪影。

(5)扫描时间及扫描延迟时间:扫描时间越短,图像质量受屏气后心率波动的影响越小;扫描延迟时间确定得越准确则冠状动脉对比剂充盈得越好,图像质量就越好。

(五)摄片

窗位设置于 150～350 Hu,窗宽设置于 600～900 Hu。可按以下顺序进行:左主干、前降支(包括较粗大的对角支)、回旋支(包括较粗大的钝缘支)和右冠状动脉(包括较粗大的后降支和左心室后支),摄片时以最能清晰显示病变为标准。

常规冠状动脉造影的参考体位如下,左主干和前降支采用:①左前斜位 60°;②左前斜位 60°＋足头 20°(X 线管在足侧);③左前斜位 60°＋头足 20°(X 线管在头侧);④右前斜位 30°;⑤右前斜位 30°＋足头 20°;⑥右前斜位 30°＋头足 20°等。

右冠状动脉采用:①左前斜位 60°;②前后位;③右前斜位 30°等。

第三节　腹部 CT 扫描技术

一、适应证与相关准备

(一)适应证

1.肝脏和胆囊

包括肝肿瘤、肝囊肿、肝脓肿、脂肪肝、肝硬化、胆道占位、胆管扩张、胆囊炎和胆结石等。

2.脾脏

能确定脾脏的大小、形态、内部结构和先天变异等,并能区分良、恶性肿瘤、炎症及外伤引起的出血等。

3.胰腺

CT 能确定急性胰腺炎的类型;慢性胰腺炎可显示微小的钙化、结石;能确定有无肿瘤,肿瘤的来源、部位和范围;了解外伤后胰腺有否出血等。

4.肾和肾上腺

确定肾脏有无良恶性肿瘤及其大小、范围,有无淋巴结转移等;确定有无肾脏的炎症、脓肿及结石的大小和位置;肾动脉 CT 血管造影可显示有无血管狭窄及其他肾血管病变;显示外伤后有无肾损伤及出血情况;确定肾上腺有无良、恶性肿瘤的存在,以及功能性疾病如肾上腺皮质功能减退等。

5.腹部及腹膜后腔

可以明确有无良、恶性肿瘤的存在,如血管夹层动脉瘤、脂肪瘤和平滑肌肉瘤等;观察有无腹部肿瘤及腹膜后腔的淋巴结转移、炎症和血肿等。

(二)相关准备

(1)检查前应尽可能食用少渣饮食,特别不能服用含有金属的药品,或进行消化道钡剂造影。

(2)检查当日以空腹为宜。

(3)患者应携带其他影像学资料及其他临床相关检查资料。

(4)CT增强患者应严格掌握适应证,做好碘变态反应的救治工作。

(5)将对比剂(如60%泛影葡胺或非离子型对比剂)加入温开水中,配制成1%~2%浓度给患者口服。检查肝脏、胰腺及脾脏时,扫描前15 min口服该浓度对比剂500 mL,使胃及十二指肠壶腹部充盈,形成良好对比。检查前再口服300~500 mL,以便胃充盈,可有效克服部分容积效应,避免产生伪影,使扫描图像能更好地将胃及其他相邻脏器区别开来。若观察肾及肾上腺则要提前20~30 min口服与上述相似浓度的对比剂。对于腹膜后腔检查则应提前2 s口服1%~2%浓度的对比剂800~1000 mL,以便于充盈整个肠道系统。

(6)患者脱掉有金属扣子和挂钩的衣裤,取出口袋中的金属物品,解除腰带,去除腰围、腹带及外敷药物等。

(7)做好耐心细致的解释工作,使患者消除疑虑和恐惧,明白检查的程序和目的。训练患者的呼吸,并保持每次呼吸幅度一致。

二、检查技术

(一)普通扫描

1.扫描体位

患者仰卧于扫描床上,头先进,两臂上举抱头,身体置于床面正中。

2.定位像与扫描范围

定位像为腹部前后正位像。扫描基线在定位像上设定,肝脏和脾脏以膈顶为扫描基线,胆囊和胰腺以肝门为扫描基线,肾和肾上腺以肾上极为扫描基线,腹膜后腔以肝门为扫描基线。扫描范围:肝、脾从膈顶扫描至肝右下角;胆囊及胰腺从肝门直至胰腺扫描完整;肾从肾上极扫描到肾下极;肾上腺从起始扫描到肾脏中部;腹膜后腔从肝门扫描到髂前上棘。

3.扫描参数

管电压≥120 kV,管电流采用智能mAs技术,准直器宽度0.6~1.5 mm,重建间隔为准直器宽度的50%,FOV根据患者体型大小设定,应包括整个腹部(包括腹壁脂肪),矩阵≥512×512,pitch为1.0~1.2;体部软组织算法重建横断面、冠状面。窗宽150~200 Hu,窗位40~60 Hu。

(二)增强扫描

腹部增强扫描的对比剂注射方法均采用静脉内团注法,对比剂用量60~80 mL,流速2~3 mL/s。

肝脏、脾脏增强通常采用三期扫描,动脉期延迟扫描时间25~30 s,门脉期延迟扫描时间

60～70 s,实质期延迟扫描时间 85～90 s。若怀疑肝血管瘤,则实质期的延迟扫描时间为 3～5 min 或更长,直至病灶内对比剂充满为止;胰腺增强扫描通常采用"双期",动脉期延迟扫描时间 35～40 s,静脉期延迟扫描时间 65～70 s;肾脏增强扫描通常扫描皮质期、髓质期和分泌期,皮质期延迟扫描时间 25～30 s,髓质期延迟扫描时间 60～70 s,分泌期延迟扫描时间 2～3 min。

三、影像处理

根据临床和诊断需要,做不同方位的图像重建。腹部扫描采用标准或软组织模式,用螺旋扫描。肝、脾扫描采用 8 mm 层厚,8 mm 间隔;胆道扫描采用 3 mm 层厚,3 mm 间隔;肾脏扫描采用 5～8 mm 层厚,5～8 mm 间隔;肾上腺采用 3 mm 层厚,3 mm 间隔;腹膜后腔扫描采用 8 mm 层厚,8 mm 间隔。腹部 CT 图像的显示一般用软组织窗,根据观察脏器和病变情况,适当调节窗宽和窗位。一般的,窗宽 150～200 Hu,窗位 40～60 Hu;肾上腺窗宽 200～300 Hu,窗位 30～50 Hu。按解剖顺序将平扫、增强、延迟扫描的图像依时间先后摄影,对肾上腺的图像应放大摄影。有些小病灶除须放大摄影外,还可行矢状位、冠状位重建。

第四节　脊柱 CT 扫描技术

一、适应证与相关准备

(一)适应证

(1)各种原因引起的椎管狭窄及椎管内占位性病变。

(2)椎间盘变性或病变。

(3)椎骨外伤,如骨折、脱位等,特别是观察碎骨片的情况和金属异物的位置以及脊髓的损伤情况。

(4)椎骨骨病,如结核、良恶性肿瘤以及椎旁肿瘤对椎骨的侵犯情况。

(5)椎骨及脊髓的先天性变异。

(6)协助进行介入放射学检查。

(二)相关准备

扫描前应注意去除患者的腰带、护腰带、膏药及其他金属饰物,衣裤上的金属异物也应去除。

二、检查技术

(一)横断位扫描

患者仰卧于检查床上,身体置于检查床中间。①颈椎扫描:患者头部略垫高,使椎体尽可能与床面平行,双臂置于身体两侧,并尽量往下沉肩;②胸椎扫描:患者双手抱头;③腰椎扫描:双腿屈曲,这样可以使腰椎的生理弧度尽可能与床面平行。并调整体位于检查床中央。

扫描定位:颈椎和腰椎常规扫描侧位定位像,便于设计扫描角度,胸椎可以根据具体情况扫描正位或侧位定位像。扫描基线若是以观察椎体和椎旁组织为主,扫描基线应平行椎体;若是以观察椎间盘为主,扫描基线应平行相应的椎间盘。

颈椎椎体扫描应扫描全部颈椎,颈椎椎间盘扫描则把所有椎间盘扫描完;胸椎扫描应扫描全部椎体及椎间盘;腰椎和骶尾椎扫描应扫描所包含的椎体;腰椎间盘扫描常规扫描 $L_{2\sim3}$、$L_3\sim L_4$、$L_4\sim L_5$、$L_5\sim S_1$ 四个椎间盘。

颈椎椎体扫描采用 5 mm 层厚,5 mm 层间距;颈椎椎间盘扫描采用 3 mm 层厚,3 mm 层间距;胸椎扫描采用 5~8 mm 层厚,5~8 mm 层间距;腰椎椎间盘扫描采用 5 mm 层厚,5 mm 层间距;腰椎及骶尾椎椎体扫描采用 4 mm 层厚,4 mm 层间距。常规采用标准算法,对于外伤患者采用高分辨骨算法进行重建。

(二)增强扫描

脊柱常规不做增强扫描,若平扫发现占位性病变,可行增强扫描以确定病变性质、范围、大小以及与周围结构的关系和血供情况。对比剂用量 60~80 mL,流速 2~2.5 mL/s,延迟扫描时间 25~30 s。

三、影像处理

根据临床和诊断需要,做不同方位的图像重建或血管重建。脊柱的显示和摄影需同时采用软组织窗和骨窗。软组织窗宽 200~350 Hu,窗位 35~45 Hu;骨窗窗宽 800~1500 Hu,窗位 200~400 Hu。

对于椎体病变的摄片:沿脊柱长轴行矢状位和冠状位 MPR 及 CPR 重建,清晰显示椎体病变位置及累计范围。并行 VR 处理,VR 采用表面阴影及透视 VRT 两种方式图像进行三维不同方位摄片。

对于椎间盘病变的摄片:常规沿椎管走行位置行矢状位及冠状位 CPR 曲面重建,层厚 5 mm,层间距 5 mm,椎间盘重建采用层厚 4 mm,层间距 4 mm 平行于椎间盘方向进行重建。矢状位重建图像选用骨窗及软组织窗,其余图像均选用软组织窗。

第五节　盆腔 CT 扫描技术

一、适应证与相关准备

(一)适应证

男性可观察膀胱、前列腺和睾丸有无良、恶性肿瘤以及前列腺增生;女性可观察膀胱、子宫和卵巢有无良、恶性病变及其他病变;在外伤情况下,可观察有无骨折、泌尿生殖器官的损伤和出血等。

(二)相关准备

(1)检查前应尽可能食用少渣饮食,特别不能服用含有重金属的药品,或进行消化道钡剂造影。

(2)患者应携带其他影像学资料及相关的临床检查资料。

(3)增强扫描患者应严格掌握适应证,并做好碘过敏试验。

(4)检查前 2 h 口服 1%~2% 浓度对比剂 800~1000 mL,以充盈小肠和结肠,形成良好对比,待膀胱胀满时行 CT 扫描。

(5)去掉有金属物的衣裤,扫描区不应有高密度异物。

(6)做好解释工作,使患者消除疑虑和恐惧,明确检查程序和目的,配合检查。

二、检查技术

(一)普通扫描

1.扫描体位

患者仰卧于扫描床上,头先进,两臂上举抱头,身体置于床面正中。

2.扫描范围与定位像

定位像为盆腔前后正位像。扫描范围从髂棘至耻骨联合下缘。

3.扫描参数

管电压≥120 kV,管电流采用智能 mAs 技术,准直器宽度 0.6～1.5 mm,重建间隔为准直器宽度的 50%,FOV 根据患者体型大小设定,应包括整个盆腔,矩阵≥512×512,pitch 为 1.0～1.2;体部软组织算法重建,横断面、冠状面。窗宽 150～200 Hu,窗位 40～60 Hu。

(二)增强扫描

为了盆腔占位病变的定性,并确定其部位、大小和范围,以及是否有盆腔淋巴结转移等,必须作双期增强扫描。增强扫描常规用静脉内团注法,对比剂总量 60～80 mL,流速 2.0～2.5 mL/s,动脉期延迟扫描时间 35～40 s,静脉期延迟扫描时间 65～70 s。

三、影像处理

根据临床和诊断需要,做不同方位的图像重建或血管重建。主要扫描膀胱和前列腺时采用 5 mm 层厚,5 mm 间距。若为扫描整个盆腔观察肿块大小时可采用 8 mm 层厚,8 mm 间距。盆腔图像的显示一般用软组织窗,若脏器或病变密度相对较低时,可适当调低窗位显示。盆腔 CT 图像摄影时,按解剖顺序将平扫、增强扫描的图像依时间先后顺序摄影,对一些占位病变可行矢状面和冠状面重建。

第六节　四肢骨关节及软组织 CT 扫描技术

一、适应证与相关准备

(一)适应证

1.骨折

CT 扫描对骨折可以显示碎片及移位情况,同时还能显示出血、血肿、异物以及相邻组织的有关情况,CT 的三维重建可以多方位显示骨折情况。

2.骨肿瘤

CT 平扫及增强可观察和显示肿瘤病变的部位、形态、大小、范围及血供等情况,有助于对肿瘤进行定性诊断。

3.其他骨病

如骨髓炎、骨结核、骨缺血性坏死等,CT 扫描可显示骨皮质和骨髓质的形态与密度的改变,同时可观察病变与周围组织的关系。

4.各种软组织疾病

CT扫描可利用其密度分辨力高的优点来确定软组织病变的部位、大小、形态以及与周围组织结构的关系。

5.半月板的损伤

如膝关节的CT扫描可显示半月板的形态、密度等,有助于对半月板损伤的诊断。

(二)相关准备

(1)去除相应关节部分的高密度异物。

(2)做好解释工作,取得配合。

二、检查技术

(一)普通扫描

1.扫描体位

双手及腕关节的扫描采用俯卧位,头先进,双臂上举平伸,双手间隔5 cm,手指并拢,手心向下,两中指末端连线与检查床中轴线垂直。对于急性外伤患者可采用仰卧位;双肩关节、胸锁关节及锁骨、肘关节及上肢长骨的扫描采用仰卧位,头先进,双上臂自然平伸置于身体两侧,双手手心向上,身体置于床面正中;双髋关节及股骨上段的扫描采用仰卧位,头先进,双足跟略分而足尖向内侧旋转并拢,双上臂抱头,身体躺平直;双膝关节、踝关节和下肢长骨的扫描采用仰卧位,足先进,双下肢伸直并拢,足尖向上,双足跟连线与检查床中轴线垂直,双上臂抱头;双足扫描时应仰卧,足先进,双下肢弯曲,双足平踏于检查床面,双足纵轴相互平行且均平行于检查床纵轴,双足间隔约5 cm,双足跟连线垂直于检查床中轴线。

2.扫描定位

四肢及其关节的扫描均需正位定位像,包含关节及相邻长骨。在定位像上设定扫描范围。关节的扫描还应包含相邻长骨的一部位,长骨的扫描也应包含相邻的关节。

3.扫描参数

采用螺旋扫描方式,探测器宽度选择0.6 mm,螺距0.8,球管旋转速度1秒,FOV根据定位相选择,一般选用25 cm。管电压100 kV,管电流100~200 mA。以上扫描都进行标准算法重建。如观察骨骼的细小结构及观察细小骨折,采用高分辨骨算法进行重建。

(二)增强扫描

骨关节及软组织的增强扫描,主要是了解肿瘤病变的血供情况以及周围血管动脉瘤的位置和形态,还可以显示骨骼、肌肉内肿块与邻近动静脉血管的关系。增强扫描常规用静脉内团注法,对比剂总量为60~80 mL,流速2~2.5 mL/s,延时扫描时间为30~45 s。

三、影像处理

根据临床和诊断需要,做不同方位的图像重建或血管重建。对于常规骨关节进行标准算法重建,重建层厚1 mm,层间距0.8 mm,四肢血管重建层厚0.75 mm,层间距0.4~0.6 mm,标准算法重建。四肢骨关节的显示和摄影应包括骨窗和软组织窗,根据扫描部位的不同和病变的情况选择合适的窗宽、窗位。软组织窗宽200~400 Hu,窗位40~50 Hu;骨窗宽1000~1500 Hu,窗位300~400 Hu。

摄片包含常规横断层图像,层厚5 mm,层间距5 mm。需做MPR、VRT等重建。MPR

重建以平行于四肢长轴的矢状位和冠状位重建,清楚显示病变位置与范围,VRT采用表面阴影重建。对于CTA检查进行MPR、MIP、CPR、VRT等二维和三维后处理,包含去骨与含骨图像。

第七节 肺静脉左心房扫描技术

一、适应证和相关准备

(一)适应证

对于怀疑肺静脉或左心房疾病的患者,可进行肺静脉CT血管造影。

(二)相关准备

检查前去掉检查部位的金属饰物和异物。不合作患者可在检查前采用药物镇静,成人一般用静脉注射或肌内注射10 mg地西泮,建立好静脉通道。

二、检查技术

普通扫描如下。

(1)扫描体位及定位像同肺部CT平扫。

(2)扫描范围:扫描范围从主动脉弓层面开始,一直扫描到心尖。

(3)扫描延迟时间:肺静脉CTV扫描有专用的程序,测定靶血管内对比剂峰值变化,选择在对比剂浓度到达最高值时开始扫描。

多层CT测定对比剂峰值浓度的方式有2种。①团注试验法:用低剂量扫描条件,选择气管分叉层面升主动脉作为采集层面,选择与CTA扫描相同的注射流速,由肘静脉注入非离子型对比剂20 mL,注药后延时10～12 s开始扫描。此时靶血管内对比剂的浓度由低向高迅速增加,连续扫描至目标血管的对比剂浓度下降到接近正常浓度时中止扫描。将所获得的连续图像用动态评估软件进行分析,得到靶血管的时间密度曲线及平均峰值时间。根据平均峰值时间,设定扫描开始的延迟时间。②对比剂自动跟踪技术:气管分叉层面升主动脉作为采集层面,选定触发阈值为100～150 Hu。用4～5 mL/s流速,由肘静脉注药后,延时10～12 s开始低剂量扫描采集。当感兴趣区内对比剂浓度到达设定阈值时,机器自动启动扫描。

(4)注射参数:经静脉注射对比剂,碘对比剂浓度为350～400 mgI/mL,对比剂注射流速为4～5 mL/s,对比剂总量由流速和扫描采集时间所决定,使用70～80 mL。

(5)扫描参数:扫描管电压100～120 kV,管电流采用智能mAS技术,机架旋转时间0.3～0.5秒,扫描层厚0.6 mm,螺距1.2。为了抑制数据采集时心脏的搏动伪影,检查需与心电门控配合。在对比剂注射后,利用团注试验法或对比剂自动跟踪技术延迟扫描肺静脉左心房图像。

三、影像处理

扫描后依据心电门控,对图像进行重建,当心率<70次/min时,选择舒张末期重建可得到相对静止图像;当心率>70次/min,多选取收缩期重建。重建层厚0.6～1.0 mm,层间距为0.5～0.7 mm,根据临床诊断需要进行3D、MIP、VRT或MPR图像重建,并旋转图像,以多角度观察血管与病变的情况,并选择显示病变最佳的图像摄影。

第八节　肺动脉扫描技术

一、适应证和相关准备

(一)适应证

对于怀疑肺栓塞或肺隔离症的患者,可进行肺动脉 CT 血管造影。

(二)相关准备

检查前去掉检查部位的金属饰物和异物。不合作患者可在检查前采用药物镇静,成人一般用静脉注射或肌内注射 10 mg 地西泮,建立好静脉通道。

二、检查技术

普通扫描如下。

(1)扫描体位及定位像同肺部 CT 平扫。

(2)扫描范围:扫描范围从肺尖开始,一直扫描到肺底。

(3)扫描延迟时间:肺动脉 CTA 扫描有专用的程序,测定靶血管内对比剂峰值变化,选择在对比剂浓度到达最高值时开始扫描。

多层 CT 测定对比剂峰值浓度的方式有两种。①团注试验法:用低剂量扫描条件,选择气管分叉层面肺动脉作为采集层面,选择与 CTA 扫描相同的注射流速,由肘静脉注入非离子型对比剂20 mL,注药后延时 5 s 开始扫描。此时靶血管内对比剂的浓度由低向高迅速增加,连续扫描至目标血管的对比剂浓度下降到接近正常浓度时中止扫描。将所获得的连续图像用动态评估软件进行分析,得到靶血管的时间密度曲线及平均峰值时间。根据平均峰值时间,设定扫描开始的延迟时间。②对比剂自动跟踪技术:气管分叉层面肺动脉作为采集层面,选定触发阈值为 100~150 Hu。用4~5 mL/s流速,由肘静脉注药后,延时5秒开始低剂量扫描采集。当感兴趣区内对比剂浓度到达设定阈值时,机器自动启动扫描。

(4)注射参数:经静脉注射对比剂,碘对比剂浓度为 350~400 mgI/mL,对比剂注射流速为 4~5 mL/s,对比剂总量由流速和扫描采集时间所决定,使用 35~50 mL。

(5)扫描参数:扫描管电压 100~120 kV,管电流采用智能 mAS 技术,机架旋转时间 0.3~0.5 秒,扫描层厚 0.6 mm,螺距1.2。在对比剂注射后,利用团注试验法或对比剂自动跟踪技术延迟扫描动脉期。

三、影像处理

扫描后对图像进行重建,重建层厚 0.6~1.0 mm,层间距为 0.5~0.7 mm,根据临床诊断需要进行 3D、MIP、VRT 或 MPR 图像重建,并旋转图像,以多角度观察血管与病变的情况,并选择显示病变最佳的图像摄影。

第九节　头部血管造影扫描技术

一、适应证和相关准备

(一)适应证

脑血管疾病,颅内肿瘤等。

(二)相关准备

检查前去掉受检者头上发夹、耳环等金属饰物。不合作患者可在检查前采用药物镇静,成人一般用静脉注射或肌内注射 10 mg 地西泮,检查前,建立好静脉通道。

二、检查技术

普通扫描如下。

(一)扫描体位

患者仰卧于扫描床上,头置于头架中,下颌内收,头颅和身体正中矢状面与台面中线垂直,两外耳孔与台面等距,利用绑带充分固定患者头颅,防止因运动造成的减影处理失败。

(二)扫描基线与定位像

头部 CT 扫描的基线选择 XY 轴平面。定位像为头颅侧位。

(三)扫描范围

自颅底至颅顶,包括整个颅脑,并确保两次扫描起始和结束位置完全一致。

(四)扫描延迟时间

颅脑 CTA 扫描有专用的程序,测定靶血管内对比剂峰值变化,选择在对比剂浓度到达最高值时开始扫描。

多层 CT 测定对比剂峰值浓度的方式有两种。①团注试验法:用低剂量扫描条件,选择 $C_3 \sim C_4$ 层面颈动脉作为采集层面,选择与 CTA 扫描相同的注射流速,由肘静脉注入非离子型对比剂 20 mL,注药后延时 8~12 s 开始扫描。此时靶血管内对比剂的浓度由低向高迅速增加,连续扫描至目标血管的对比剂浓度下降到接近正常浓度时中止扫描。将所获得的连续图像用动态评估软件进行分析,得到靶血管的时间密度曲线及平均峰值时间。根据平均峰值时间,设定扫描开始的延迟时间。②对比剂自动跟踪技术:选择 $C_3 \sim C_4$ 层面颈动脉作为采集层面,选定触发阈值为 100~150 Hu。用 4~5 mL/s 流速,由肘静脉注药后,延时 8~12 s 开始低剂量扫描采集。当感兴趣区内对比剂浓度到达设定阈值时,机器自动启动扫描。

(五)注射参数

经静脉注射对比剂,碘对比剂浓度为 350~400 mg/mL,对比剂注射流速为 4~5 mL/s,对比剂总量由流速和扫描采集时间所决定,推荐使用 50~80 mL。

(六)扫描参数

常采用减影技术进行数据采集,在对比剂注射前,先进行一次头颅的平扫,作为蒙片,扫描管电压 100~120 kV,管电流 250~300 mA,机架旋转时间 0.3~0.5 s,扫描层厚 0.6 mm,螺距 1.2。在对比剂注射后,利用团注试验法或对比剂自动跟踪技术延迟扫描动脉期,扫描管电压 100~

120 kV,管电流 250～300 mA,机架旋转时间 0.3～0.5 s,扫描层厚 0.6 mm,螺距 0.6～0.8。

三、影像处理

扫描后对两组图像进行重建,重建层厚 0.6～1.0 mm,层间距为 0.5～0.7 mm,并确保两组图像重建参数完全相同(包括 FOV、层厚、层间距及重建范围),将数据传输到工作站,利用减影软件对平扫和动脉期图像进行减影处理,得到仅含有动脉血管的图像,避免颅底骨骼对血管病变诊断的影响。根据临床诊断需要进行 3D、MIP、VRT 或 MPR 图像重建,并旋转图像,以多角度观察血管与病变的情况。

第十节　颈部血管造影扫描技术

一、适应证和相关准备

(一)适应证

颈部血管性疾病(动脉瘤、动静脉畸形等)以及了解颈部肿瘤病变与周围血管的关系。

(二)相关准备

检查前去掉检查部位的金属饰物和异物。不合作患者可在检查前采用药物镇静,成人一般用静脉注射或肌内注射 10 mg 地西泮,检查前,建立好静脉通道。

二、检查技术

普通扫描如下。

(一)扫描体位

患者仰卧于扫描床上,头置于头架中,下颌内收,头颅和身体正中矢状面与台面中线垂直,两外耳孔与台面等距,利用绑带充分固定患者头颅,防止因运动造成的减影处理失败。

(二)扫描基线与定位像

头部 CT 扫描的基线选择 XY 轴平面。定位像为颈部侧位。

(三)扫描范围

自主动脉弓至颅底 Willis 环,包括整个颈总动脉和颈内外动脉,并确保两次扫描起始和结束位置完全一致。

(四)扫描延迟时间

颈部 CTA 扫描有专用的程序,测定靶血管内对比剂峰值变化,选择在对比剂浓度到达最高值时开始扫描。

多层 CT 测定对比剂峰值浓度的方式有 2 种。①团注试验法用低剂量扫描条件,选择主动脉弓层面主动脉作为采集层面,选择与 CTA 扫描相同的注射流速,由肘静脉注入非离子型对比剂 20 mL,注药后延时 2～8 s 开始扫描。此时靶血管内对比剂的浓度由低向高迅速增加,连续扫描至目标血管的对比剂浓度下降到接近正常浓度时中止扫描。将所获得的连续图像用动态评估软件进行分析,得到靶血管的时间密度曲线及平均峰值时间。根据平均峰值时间,设定扫描开始的延迟时间。②对比剂自动跟踪技术选择主动脉弓层面主动脉作为采集层面,选定触发阈值为 100～150 Hu。用 4～5 mL/s 流速,由肘静脉注药后,延时 8～12 s 开始低剂量扫描采集。当感兴趣区内对比剂浓度到达设定阈值时,机器自动启动扫描。

(五)注射参数

经静脉注射对比剂,碘对比剂浓度为 $350\sim400$ mgI/mL,对比剂注射流速为 $4\sim5$ mL/s,对比剂总量由流速和扫描采集时间所决定,使用 $50\sim80$ mL。

(六)扫描参数

常采用减影技术进行数据采集,在对比剂注射前,先进行一次头颅的平扫,作为蒙片,扫描管电压 $100\sim120$ kV,管电流采用智能 mAS 技术,机架旋转时间 $0.3\sim0.5$ s,扫描层厚 0.6 mm,螺距 1.2。在对比剂注射后,利用团注试验法或对比剂自动跟踪技术延迟扫描动脉期,扫描管电压 $100\sim120$ kV,管电流采用智能 mAS 技术,机架旋转时间 $0.3\sim0.5$ s,扫描层厚 0.6 mm,螺距 $0.6\sim0.8$。

三、影像处理

扫描后对两组图像进行重建,重建层厚 $0.6\sim1.0$ mm,层间距为 $0.5\sim0.7$ mm,并确保两组图像重建参数完全相同(包括 FOV、层厚、层间距及重建范围),将数据传输到工作站,利用减影软件对平扫和动脉期图像进行减影处理,得到仅含有动脉血管的图像,避免颈椎及颅底骨骼对血管病变诊断的影响。根据临床诊断需要进行 3D、MIP、VRT 或 MPR 图像重建,并旋转图像,以多角度观察血管与病变的情况,并选择显示病变最佳的图像摄影。

第六章　MRI 检查技术

第一节　胸部及乳腺 MRI 检查技术

一、胸部 MRI 检查技术

对于大多数的肺部检查,磁共振成像不是首选,空间分辨率不如 CT,对细小结构显示欠佳,特别对 10 mm 以下的结节难以显示,对钙化显示不敏感,检查时间长,患者难合作,肺部检查首选 CT。

(一)检查前准备

(1)接诊时,核对患者一般资料,明确检查目的和要求。

(2)患者是否属禁忌证的范围。并嘱患者认真阅读检查注意事项,按要求准备,提供耳塞。

(3)进入检查室之前,应除去患者身上一切能除去的金属物品、义齿、磁性物质及电子器件,以免引起伪影及对物品的损坏。

(4)常规使用心电门控,训练受检者屏气或应用呼吸补偿技术。

(5)有焦躁不安及幽闭恐惧症患者,应给适量的镇静剂或麻醉药物。

(二)常见适应证与禁忌证

1.适应证

(1)肺部肿瘤,了解肿瘤的大小与肺叶、肺段、支气管的关系。

(2)肿瘤定位非常正确,能够显示肿块与血管、支气管的受压情况。

(3)纵隔与肺门肿块。

2.禁忌证

(1)装有心脏起搏器或带金属植入物者。

(2)急诊患者不适合检查。

(3)术后体内留有金属夹子者。检查部位邻近体内有不能去除的金属植入物。

(4)MRI 对比剂有关的禁忌证。严重心、肝、肾功能衰竭禁用对比剂。

(5)早期妊娠者(3 个月内)的妇女应避免 MRI 扫描。

(三)线圈及患者体位

1.线圈选择

体部相控阵表面线圈,后纵隔、脊柱旁病变可采用脊柱相控阵线圈。

2.体位设计

患者仰卧位,手臂放于两旁,训练患者有规律的呼吸并放置呼吸传感器在下胸部或上腹部。在给患者摆放表面线圈和扫描定位时,使纵向定位线穿过线圈和受检者的中线;水平定位线穿过线圈的十字中点,表面线圈上缘与喉结平齐,采集中心对准胸骨中点。

(四)扫描方位

首先行冠、矢、轴三平面定位像扫描,在定位像上确定扫描基线、扫描方法和扫描范围。胸部常规扫描方位有横轴位、矢状位、冠状位,必要时加扫其他斜面的图像。

1.横轴位(T_2WI、T_1WI、GRE 屏气序列)

取冠状位定位像定位,相位编码方向为前后向(选择"无相位卷褶"技术)。

2.斜冠状位(T_2WI、T_1WI)

取正中矢状位做定位像,使扫描线与气管长轴平行。相位编码方向为左右向(选择"无相位卷褶"技术)。

3.矢状位(T_1WI)

取横轴位做定位像,相位编码方向为前后向。

(五)常用成像序列

脉冲序列如下。

(1)T_2WI-TSE 是最基本的扫描序列,通常添加脂肪抑制及呼吸门控技术。

(2)T_1WI-GRE 三维容积内插快速 GRE 序列(西门子的 VIBE 序列,GE FAME、LAVA 序列及飞利浦的 THRIVE 序列)采集速度比二维扰相位 GRE 序列更快,扫描层面更薄,具有高空间分辨率,有利于小病灶的显示。

(3)HASTE(半傅里叶变换的单次激发超快速自旋回波序列),此序列扫描速度快,对受检者的体位运动和呼吸、心跳运动不敏感。该序列通常用于肺水肿、肺出血和肺炎的检查。

三维容积内插快速 GRE 序列(西门子的 VIBE 序列,GE FAME、LAVA 序列及飞利浦的 THRIVE 序列)采集速度比二维扰相位 GRE 序列更快,扫描层面更薄,具有高空间分辨率,有利于小病灶的显示。

HASTE(半傅里叶变换的单次激发超快速自旋回波序列),此序列扫描速度快,对受检者的体位运动和呼吸、心跳运动不敏感。该序列通常用于肺水肿、肺出血和肺炎的检查。

(六)胸部常见病变的特殊检查要求

(1)与气管平行的斜冠状位相,能清楚显示气管分叉、隆突区病变。FSE T_2WI 加脂肪抑制技术,显示胸壁病变更佳。

(2)胸部病变往往多发,横断位扫描要包括整个胸部,以免漏掉病变。如果病变较小,可加做薄层扫描。

(3)T_1WI 像呈高信号的病变要在同样情况下加做 T_1WI 加脂肪抑制技术。T_2WI 常规要加脂肪抑制技术。

(4)由于胸部的呼吸运动伪影干扰,使用呼吸门控时,还要取得患者的配合,嘱患者做平静有规律的呼吸尤为重要。

(5)胸内甲状腺肿为由颈部连至前纵隔的病变,矢状位图像有利于显示其与颈部甲状腺相连。

二、乳腺 MRI 检查技术

(一)检查前准备

(1)最佳检查时间由于正常乳腺组织增强在月经周期的分泌期最为显著,因而对乳腺核磁检查尽量安排在月经周期的 7～14 d 进行。

(2)接诊时,核对患者一般资料,明确检查目的和要求。对目的和要求不清的申请单,应请临床医师务必写清,以免检查部位出错。

(3)并嘱患者认真阅读检查注意事项,按要求准备,提供耳塞。

(4)进入检查室之前,应除去患者身上一切能除去的金属物品、义齿等磁性物质及电子器件,以免引起伪影及对物品的损坏。

(5)告诉患者扫描过程中不得随意运动,平静呼吸,若有不适,可通过话筒和工作人员联系。

(6)对有焦躁不安及幽闭恐惧症患者,应给适量的镇静剂或麻醉药物。一旦发生幽闭恐惧症立即停止检查,让患者脱离现场。

(二)常见适应证与禁忌证

1.适应证

(1)乳腺占位病变的定性:X 线摄影或超声影像检查不能确定性质时,可考虑磁共振检查。

(2)乳腺癌的分期:对浸润性乳腺癌的高敏感性,有助于显示和评价肿瘤对胸肌筋膜、胸大肌以及肋间肌的浸润等。对外科手术有指导意义,特别在保留乳房治疗时建议行乳腺增强的核磁检查。

(3)辅助化疗疗效的评估:在化疗前、化疗中及化疗后进行磁共振检查有助于对化疗反应性的评估。

(4)保乳术后复发的监测:保留乳房手术(包括组织成形术)后,鉴别肿瘤复发和术后瘢痕。

(5)乳房成形术后随访:假体植入术后乳腺 X 线摄影评估困难者,MRI 检查有助于乳腺癌的诊断和植入假体完整性的评价。

2.禁忌证

(1)妊娠期妇女。

(2)体内装置有起搏器、外科金属夹子等铁磁性物质以及其他不得接近强磁场者。

(3)患有幽闭恐惧症者。

(4)具有对任何钆螯合物过敏史的患者。

(三)线圈及患者体位

1.线圈选择

乳腺专用表面线圈。

2.体位设计

患者俯卧于乳腺线圈上,双侧乳房悬于线圈凹槽内,使乳房处于自然下垂状态,乳头置于线圈中心,并将额头置于专用枕上。

采集中心对准线圈中心(双乳头连线)。

(四)扫描方位

双侧乳腺检查以横轴位为主,矢状位为辅。乳腺病变检查做平扫加动态增强扫描。

1.横轴位[T_2WI 加脂肪抑制、T_1WI、3D SPGR(VABRANT)、DWI]

在矢状位定位像上定位,定位线包括双侧乳腺上下缘及两侧胸壁。横轴位相位编码方向在左右向,以防心脏搏动伪影对图像的影响。定位中心在胸壁前缘。

2.矢状位(T_2WI加脂肪抑制、3D SPGR)

取冠状位或横轴位定位,两侧乳腺分别定位,相位编码方向上下向。

3.矢状位(3D SPGR)

以横断位乳头层面做定位像,定位线包括整个乳腺及侧胸壁。相位编码方向上下向,增强扫描不受心脏搏动影响。

(五)推荐脉冲序列及扫描参数

乳腺平扫及动态增强扫描参数(1.5T)。

(1)T_2WI加脂肪抑制。

(2)T_1WI。

(3)DWI。

(4)动态增强序列。

(六)乳腺扫描的特殊检查要求

(1)乳腺扫描不使用呼吸门控,因为患者俯卧位呼吸幅度小。

(2)乳腺内富含脂肪平扫T_2WI及T_1增强扫描一定要加脂肪抑制技术。

(3)乳腺病变定性诊断主要依赖于动态增强扫描。

乳腺动态增强扫描:常使用3D模式,尽量使图像各向同性便于多平面重组观察病灶,如果不具备3D序列也可用2D。先做增强前平扫,然后注射对比剂延迟18~20秒后连续扫描,共扫描6~7次。扫描后做时间-信号强度曲线后处理。

时间-信号强度曲线:反映强化前后病灶信号强度的变化,分3型。Ⅰ型为增长型——信号强度迅速上升达到峰值后便呈平缓上升状态,多为良性病灶表现;Ⅱ型为平台型——强化初期迅速上升,在强化中后期呈平台状,为可疑病灶(可良性也可恶性);Ⅲ型下降型——信号强度在中后期呈下降趋势,多为恶性病灶。

(4)DWI序列(b=1000 mm^2/s)为乳腺疾病的诊断及鉴别诊断提供参考,恶性病变在DWI表现为明显高信号,其ADC值标准以1.3 s/mm^2为界,低于此值多为恶性,高于此值多为良性,且恶性肿瘤ADC值明显小于良性病变和正常组织。这与恶性肿瘤细胞密度高水分子活动受限明显有关。

(5)乳腺病变扫描结果分析相关指标:病灶的形态、DWI信号、ADC值及动态增强扫描时间-信号强度曲线的类型等有关。

第二节　心脏、血管 MRI 检查技术

一、心脏 MRI 检查技术

(一)检查前准备

(1)接诊时,核对患者一般资料,明确检查目的和要求。对目的和要求不清的申请单,应请临床医师务必写清,以免检查部位出错。

（2）患者是否属禁忌证的范围。并嘱患者认真阅读检查注意事项，按要求准备。

（3）进入检查室之前，应除去患者身上一切能除去的金属物品、磁性物质及电子器件，以免引起伪影及对物品的损坏。

（4）控制患者的心率在 90 次/min 内，心律不齐者应用药物保持其心律整齐。训练患者的呼吸，根据每个患者的情况，可采用深吸气末屏气或吸气→呼气→屏气后 MRI 开始扫描。

（5）按各厂家电极安放要求连接 VCG 或 ECG 电极。

（6）告诉患者所需检查的时间，扫描过程中不得随意运动，若有不适，可通过话筒和工作人员联系。

（7）婴幼儿、焦躁不安及幽闭恐惧症患者，应给适量的镇静剂或麻醉药物。一旦发生幽闭恐惧症立即停止检查，让患者脱离现场。

（8）急、危重患者必须做 MRI 检查时，应有临床医师陪同观察。心包疾病患者检查时应密切观察患者的情况，患者感觉不适时及时终止检查，采取相应救治措施。

(二)常见适应证与禁忌证

1.适应证

（1）先天性心脏病。

（2）心瓣膜病。

（3）冠状动脉性心脏病。

（4）心肌病。

（5）心包病。

（6）心脏肿瘤等。

2.禁忌证

（1）装有心电起搏器或带金属植入者。

（2）使用带金属的各种抢救用具而不能去除者。

（3）检查部位邻近体内有不能去除的金属植入物（产品说明适用于 MRI 检查的血管支架除外）。

（4）MRI 对比剂有关的禁忌证。严重心、肝、肾功能衰竭禁用对比剂。

（5）早期妊娠(3 个月内)的妇女应避免 MRI 扫描。

（6）幽闭症患者。

(三)线圈选择及患者体位设计

1.线圈

心脏专用相控阵线圈。

2.体位

患者仰卧位，头先进，将心脏置于线圈中心，双手置于身体两侧，人体长轴与床面长轴一致。移动床面位置，开定位灯，使十字定位灯的纵横交点对准线圈纵、横轴中点，即以线圈中心为采集中心，锁定位置，并送至磁场中心。

(四)扫描方位

先扫定位片，采用快速成像序列同时冠、矢、轴三方向定位图。用交互扫描的方式进行定位线的定位。横轴—两腔心—四腔心—短轴。

扫描完以上基本位置后,根据各疾病的不同需求,选择适当的体位进行结构或电影的成像;范围包括需显示的结构。

(五)推荐脉冲序列

(1)快速自旋回波。

(2)快速梯度回波。

(六)图像优化(序列参数应用技巧)

1.技术要点

在心脏 MRI 检查过程中,患者的配合显得尤为重要。检查前向患者耐心细致地讲解注意事项、训练屏气情况;解释检查过程和大概的扫描时间,让患者消除恐惧积极配合,以减少因紧张导致采集数据时心率发生大的变化,来减少心肌搏动不稳定所带来的伪影。同时,使用呼吸、心电门控要注意更新心率。

VPS(view per segment,每段采集层数)调整方法:心率 95 次/min→VPS10、心率 85 次/min→VPS12、心率 75 次/min→VPS14、心率 65 次/min→VPS16、心率 55 次/min→VPS18。

使用表面线圈优化技术来纠正图像的不均匀性,心肌灌注不使用 PURE 或 SCIC 任何信号均匀性纠正技术。

2.伪影问题

磁敏感伪影在 3.0T 磁共振中显得较为突出,尤其在偏共振中心时出现比低场强更为明显的黑带伪影。心脏电影可以发现邻近膈肌或肺等结构的心肌存在大片的信号缺失。对于磁敏感效应引起的磁场不均匀可以采用容积匀场技术,使局部磁场相对均匀,从而减轻消除磁敏感伪影,获得较为理想的图像。

(七)对比剂应用

3.0T 可以采用很少的对比剂剂量得到较 1.5T 更好的灌注及延迟增强图像。

(八)摄片和图像后处理

心脏 MRI 检查包括心脏形态、心脏功能(射血分数)、心肌灌注及心肌活性等多项后处理分析。

二、颈部血管 MRI 检查技术

(一)检查前准备

(1)接诊时,核对患者一般资料,明确检查目的和要求。对目的和要求不清的申请单,应请临床医师务必写清,以免检查部位出错。

(2)患者是否属禁忌证的范围。并嘱患者认真阅读检查注意事项,按要求准备。

(3)进入检查室之前,应除去患者身上一切能除去的金属物品、磁性物质及电子器件,以免引起伪影及对物品的损坏。

(4)建立上肢静脉通道。

(5)告诉患者所需检查的时间,扫描过程中不得随意运动,尽可能避免吞咽动作;若有不适,可通过话筒和工作人员联系。

(6)婴幼儿、焦躁不安及幽闭恐惧症患者,应给适量的镇静剂或麻醉药物。一旦发生幽闭恐惧症立即停止检查,让患者脱离现场。

(7)急、危重患者必须做 MRI 检查时,应有临床医师陪同观察。

(二)常见适应证与禁忌证

1.适应证

(1)血管壁的病变:动脉粥样硬化、动脉炎、动脉瘤等。

(2)血管腔的病变:斑块、栓子或肿瘤异常导致血管狭窄或闭塞;外源性病变包括肿瘤或非肿瘤病变压迫推移、侵犯血管而造成管腔狭窄或闭塞。

2.禁忌证

(1)装有心电起搏器或带金属植入者。

(2)使用带金属的各种抢救用具而不能去除者。

(3)检查部位邻近体内有不能去除的金属植入物(产品说明适用于 MRI 检查的血管支架除外)。

(4)MRI 对比剂有关的禁忌证。严重心、肝、肾功能衰竭禁用对比剂。

(5)早期妊娠(3 个月内)的妇女应避免 MRI 扫描。

(6)幽闭症患者。

(三)线圈选择及患者体位设计

1.线圈

可采用头颈联合阵列线圈或全脊柱阵列线圈(颈胸腰联合阵列线圈)的颈段。

2.体位

受检者仰卧,颈部位于颈线圈上,头先进,身体长轴与线圈(床)长轴一致,双臂置于身体两侧,受检者体位应舒适,头不可过仰,颈部放松与颈线圈自然贴近。使用软质表面线圈时,颈部两侧加软垫使线圈尽量贴近颈部并固定线圈。嘱受检者在检查过程中控制咳嗽及吞咽动作。矢状位定位光标对鼻尖与胸骨柄切迹连线,轴位定位光标对甲状软骨水平及线圈中心,锁定位置后,进床至磁体中心。

(四)扫描方位

(1)三维 TOF 采用横断面扫描。

(2)三维增强 MRA 利用冠状位采集。

(五)推荐脉冲序列

(1)3D TOF。

(2)CE-MRA 采用三维扰相梯度回波 T_1WI。

(六)图像优化(序列参数应用技巧)

3D TOF MRA 的血流饱和现象不容忽视,饱和现象主要受 2 个方面因素的影响:慢血流信号明显减弱、容积内血流远侧的信号也明显减弱。为了减少血流饱和,可采用以下对策。①缩小激发角度,但这将造成背景组织信号抑制不佳。②采用多个薄层块重叠采集把成像容积分成数个层块,每个层块厚度减薄,层块内的饱和效应就会减轻。③逆血流采集容积采集时先采集血流远端的信号,然后向血流的近端逐渐采集,可有效减少血流饱和。④FOV 上缘加预饱和带消除静脉流动伪影。

颈部 CE-MRA 分为对比剂透视触发技术、对比剂团注测试技术和造影剂跟踪自动触发技术。下面就临床常用的前两种技术扫描启动时间概述如下。

1.对比剂透视触发法

需采用 K 空间中心优先填充序列。扫描时实时监测透视窗口，观察对比剂到达情况，主动脉弓显影最亮时启动切换扫描序列，静脉期在对比剂注入后 40 s 左右扫描。

2.对比剂团注测试法

根据不同的 K 空间填充方法确定对比剂团注后 3D GRE 序列的启动时间。①K 空间循序对称填充：启动时间＝达峰时间－1/4 采集时间；②K 空间中心优先填充：启动时间＝达峰时间。

(七)对比剂应用

对于对比剂过敏患者采用颈部 3D TOF MRA。颈部 CE-MRA，使用双筒高压注射器，分别抽注对比剂和生理盐水，对比剂剂量 0.2 mmol/kg，注射速率 3.0 mL/s，15 mL 生理盐水等速率冲刷静脉通路，维持团注效应。

(八)摄片和图像后处理

最大信号强度投影(MIP)：原始数据减影后行 MIP 重建，重建图像以 9°间隔，沿垂直轴旋转 180°，得到 20 幅图像，血管显示为高信号。

三、胸、腹部大血管 MRI 检查技术

(一)检查前准备

同颈部血管。

(二)常见适应证与禁忌证

1.适应证

(1)血管壁的病变：动脉粥样硬化、动脉炎、动脉瘤及主动脉夹层等。

(2)血管腔的病变：斑块、栓子或肿瘤异常导致血管狭窄或闭塞；外源性病变包括肿瘤或非肿瘤病变压迫推移、侵犯血管而造成管腔狭窄或闭塞。

2.禁忌证

同颈部血管。

(三)线圈选择及患者体位设计

1.线圈

心脏线圈或体部相控阵线圈。

2.体位

受检者仰卧，足先进，身体长轴与线圈(床)长轴一致，双臂举过头顶置于三角海绵垫上，受检者体位应舒适。使用呼吸门控，训练患者屏气。将受检目标血管置于线圈中心，锁定位置后，进床至磁体中心。

(四)扫描方位

三维增强 MRA 利用冠状位采集。

(五)推荐脉冲序列

CE-MRA 采用三维扰相梯度回波 T_1WI。

(六)图像优化(序列参数应用技巧)

胸腹部 CE-MRA 的扫描技术与颈部血管类似,但胸腹部血管成像受呼吸运动的影响,需屏气下采集数据。下面就临床常用的对比剂透视触发技术和对比剂团注测试技术的扫描启动时间概述如下。

(1)对比剂透视触发法需采用 K 空间中心优先填充序列。扫描时实时监测透视窗口,观察对比剂到达情况,左心室显影最亮时启动切换扫描序列,嘱患者直接屏气,连续扫描 2 个时相。

(2)对比剂团注测试法根据不同的 K 空间填充方法确定对比剂团注后 3D GRE 序列的启动时间。①K 空间循序对称填充:启动时间=达峰时间-1/4 采集时间;②K 空间中心优先填充:启动时间=达峰时间。

团注造影剂后,血液的 T_1 弛豫时间从 1200 ms 缩短至 100 ms 以下,但其持续的时间比较短暂,因此扫描启动时机的把握显得尤为重要,除了正确计算启动时间外,还必须结合每位患者呼、吸气及屏气的节奏因素,综合考量,精准触发。

(七)对比剂应用

胸腹部 CE-MRA,使用双筒高压注射器,分别抽注对比剂和生理盐水。对比剂剂量 0.2 mmol/kg,注射速率 3.0 mL/s,15 mL 生理盐水等速率冲刷静脉通路,维持团注效应。

(八)摄片和图像后处理

最大信号强度投影(MIP):原始数据减影后行 MIP 重建,重建图像以 9°间隔,沿垂直轴旋转 180°,得到 20 幅图像,血管显示为高信号。

四、上、下肢血管 MRI 检查技术

(一)检查前准备

同胸腹部血管。

(二)常见适应证与禁忌证

1.适应证

血管壁的病变:动脉粥样硬化、动脉炎、动脉瘤及夹层等。

血管腔的病变:斑块、栓子或肿瘤异常导致血管狭窄或闭塞;外源性病变包括肿瘤或非肿瘤病变压迫推移、侵犯血管而造成管腔狭窄或闭塞。

2.禁忌证

同胸腹部血管。

(三)线圈选择及患者体位设计

1.线圈

上肢采用体部相控阵线圈;下肢采用 Body coil。

2.体位

受检者仰卧,足先进,身体长轴与线圈(床)长轴一致,双臂举过头顶置于三角海绵垫上(上肢血管造影患侧置于身旁,并与胸腹壁之间衬以海绵垫),受检者体位应尽量舒适。将受检血管置于线圈中心(下肢血管造影两侧一并采集),锁定位置后,进床至磁体中心。

(四)扫描方位

上肢血管三维增强 MRA 一般采用矢状位采集,而下肢血管则采用冠状位扫描。

(五)推荐脉冲序列

CE-MRA 采用三维扰相梯度回波 T_1WI。

(六)图像优化(序列参数应用技巧)

大范围 CE-MRA(多段 CE-MRA),随着对比剂在动脉血循环中流动而不断跟进改变,采集视野从近心端的大动脉依次到远心端的四肢动脉血管,将多次采集的影像拼接联合而获得,从而全面评估动、静脉血管病变。

下面就临床常用的对比剂透视触发技术的扫描启动时间概述如下:对比剂透视触发法需采用 K 空间中心优先填充序列。扫描时实时监测透视窗口,观察对比剂到达情况,上肢动脉造影于主动脉弓显影最亮时启动切换扫描序列;下肢动脉造影于腹主动脉显像时启动切换扫描序列,自动进床连续扫描上、中、下三段血管相。

(七)对比剂应用

上、下肢 CE-MRA,使用双筒高压注射器,分别抽注对比剂和生理盐水。对比剂剂量 0.2 mmol/kg,注射速率 3.0 mL/s,15 mL 生理盐水等速率冲刷静脉通路,维持团注效应。上、下肢磁共振静脉血管造影对比剂按 1:15~20 稀释浓度,从远端静脉注入,并于腕或踝部止血带压迫浅静脉,对比剂剂量120 mL,注射速率 1.0~2.0 mL/s。

(八)摄片和图像后处理

最大信号强度投影(MIP):原始数据减影后行 MIP 重建,重建图像以 9°间隔,沿垂直轴旋转 180°,得到 20 幅图像,血管显示为高信号。

第三节　脊柱及脊髓 MRI 检查技术

一、颈椎及颈髓 MRI 检查技术

(一)检查前准备

(1)确认受检者没有禁忌证。

(2)嘱受检者及陪同家属除去随身携带的金属物品,如手机、手表、刀具、硬币、钥匙、发卡、别针、磁卡、金属气管插管、带金属扣的颈托、带金属扣的内衣(文胸)、磁性护腰带等,禁忌推床、轮椅、金属拐杖、金属假肢等进入扫描室。

(3)嘱受检者在扫描过程中不要随意运动,尽量控制吞咽动作。

(4)婴幼儿、烦躁不安及幽闭恐惧症受检者,应给适量的镇静剂或麻醉药物(由麻醉师实施),以提高检查成功率。

(5)急危重受检者,必须做 MRI 检查时,应由临床医师陪同观察,同时备有抢救器械、药品,受检者发生紧急情况时,应迅速移至扫描室外抢救。

(二)常见适应证与禁忌证

1.适应证

磁共振检查广泛适用于颈椎及颈髓的肿瘤性病变、炎症性病变及先天变异,如椎管肿瘤;

椎骨肿瘤；颈椎及颈髓炎性疾病；脊髓退行性变和椎管狭窄症；颈椎及颈髓外伤；颈椎及颈髓先天性疾病；神经根病变；颈椎及颈髓病变手术后复查。

2.禁忌证

(1)装有心脏起搏器及电子耳蜗者。

(2)椎骨植入磁性固定钢板(钛金属除外)。

(3)血管金属支架、血管止血金属夹。

(4)带有呼吸机及心电监护设备的危重患者。

(5)体内有胰岛素泵等神经刺激器患者。

(6)妊娠 3 个月内。

(三)线圈选择及体位设计

1.线圈选择

可采用颈部表面线圈、颈部阵列线圈或全脊柱阵列线圈(颈胸腰联合阵列线圈)的颈段。

2.体位设计

线圈置于检查床上，长轴与床长轴一致。受检者仰卧，颈部位于颈线圈上，头先进，身体长轴与线圈(床)长轴一致，双臂置于身体两侧，受检者体位应舒适，头不可过仰，颈部放松与颈线圈自然贴近。使用软质表面线圈时，颈部两侧加软垫使线圈尽量贴近颈部并固定线圈。保持头、颈解剖位置。嘱受检者在检查过程中控制咳嗽及吞咽动作。矢状位定位光标对鼻尖与胸骨柄切迹连线，横断位定位光标对甲状软骨水平及线圈中心，锁定位置后，进床至磁体中心。

(四)扫描方位

常规进行矢状面及横断面成像，必要时常加冠状面成像，用于观察椎体病变或鉴别脊髓病变、椎间孔、神经根病变。首先行冠、矢、轴三平面定位像扫描用于定位划线。

1.矢状面成像

在冠状面定位像上设置矢状面成像层面，使层面与颈髓及颈椎的头尾轴平行一致，于矢状面定位像上根据不同检查目的设置冠状面预饱和带，在矢状面定位像上设置 FOV 大小及调整 FOV 端正。

2.横断面成像

在矢状面定位像上设置横断面成像，主要观察颈髓病变时，层面与兴趣区脊髓垂直，主要观察椎间盘或椎体病变时，层面与椎间盘或椎体平行。根据病变范围设定扫描层数。在椎体前方设置冠状面预饱和带，在成像层面范围上方设置横断面预饱和带。在横断面定位像上设置 FOV 大小及调整 FOV 端正。

3.冠状面成像

在矢状面像上设置冠状面成像层面，使层面与兴趣区脊髓及椎体平行，在横断面定位像上使其与椎体左右轴平行。在冠状面定位像上设置 FOV 大小及调整 FOV 端正。

(五)推荐脉冲序列

可选用：①自旋回波序列(SE)；②快速自旋回波序列(FSE/TSE)；③梯度回波序列(GRE)；④快速梯度回波序列；⑤翻转恢复序列(IR)；⑥快速翻转恢复序列。

常规进行矢状面 FSE-T_2WI 及 FSE-T_1WI 扫描，横断面 FSE-T_2WI 或 FSE-T_1WI 扫描，

必要时增加冠状面 FSE-T₁WI 或 FSE-T₂WI 扫描。根据诊断需要增加矢状面或冠状面 FSE-T₂WI-脂肪抑制序列或 FSE-T₁WI-脂肪抑制序列。

(六)常见病变的特殊检查要求

对于颈椎及颈髓外伤及炎症性病变,增加矢状位 FSE-T₂WI-脂肪抑制序列可增加病灶与背景组织的信号对比度,从而提高病灶检出率,也可鉴别高信号病灶是否脂肪组织。对于 T₁WI 为高信号的病灶,应常规增加 T₁WI-脂肪抑制序列,以鉴别高信号病灶是脂肪组织或出血性病灶。

对脂肪瘤应增加 T₁WI-脂肪抑制序列。

对神经根病变需采用弥散加权序列及 FSET₂WI-脂肪抑制序列行冠状面薄层无间隔扫描。

(七)图像优化

相位编码方向及预饱和技术对优化图像质量具有较重要的意义。

1.相位编码方向

矢状面成像的相位编码方向一般取前后向,以避免脊髓与椎管内脂肪的化学位移伪影,且可以减少成像时间,但易受吞咽及口腔运动伪影的干扰。若以观察椎间盘和椎体病变为主,相位编码方向改为头足向,可以避免椎间盘和椎体之间的化学位移伪影。冠状面成像的相位编码方向一般取左右向。横断面成像的相位编码方向取左右向或前后向。

2.预饱和技术

矢状面成像在颈椎前方设置竖行预饱和带,将喉部及口腔预饱和,以消除吞咽动作运动伪影的影响,在扫描野外的上下方分别设置横断面预饱和带,可以避免回卷伪影的产生。横断面成像除了在颈椎前方设置预饱和带,还可增加在成像层面的上方及下方分别设置横断面方向的预饱和带,以消除血管(颈静脉及颈动脉)搏动伪影及脑脊液搏动伪影的影响。由于呼吸运动的影响,颈部脂肪高信号也可产生伪影,对颈后脂肪较厚的受检者在相应局部施加预饱和带,也可减少伪影产生的机会。

3.超样采集技术

在冠状面成像,如果 FOV 设置过小,可能会产生两侧肩部的回卷伪影,此时可施加超样采集技术或在 FOV 外左右侧设置预饱和带以消除伪影。

4.流动补偿技术

在层面方向施加流动补偿技术可减少血管搏动及脑脊液搏动伪影。

5.心电或外周脉搏触发技术

血管搏动及脑脊液搏动伪影,除了采用预饱和技术加以消除外,还可以通过使用心电门控触发或外周指脉触发技术加以控制。

T₂* 成像:采用梯度回波的 T₂* 序列也可消除脑脊液的搏动伪影。

(八)对比剂应用

颈椎及颈髓磁共振增强扫描,一般使用 T₁ 阳性造影剂。因此应采用 T₁ 加权序列成像,并且施加脂肪抑制技术,以抑制脂肪组织高信号,避免脂肪组织高信号对有强化的病灶高信号的干扰及混淆。

(九)摄片和图像后处理

常规平扫及增强扫描一般无需对图像做特殊后处理。可根据需要选择部分图像或全部图像打印,每一方位的序列,应显示扫描层面的划线定位像。

二、胸椎及胸髓 MRI 检查技术

(一)检查前准备

(1)确认受检者没有禁忌证。

(2)嘱受检者及陪同家属除去随身携带的金属物品,如手机、手表、刀具、硬币、钥匙、发卡、别针、磁卡、带金属扣的内衣(文胸)、金属拉链内裤、腰带及磁性护腰带等,禁忌推床、轮椅、金属拐杖、金属假肢等进入扫描室。

(3)嘱受检者在扫描过程中不要随意运动,尽量控制咳嗽。

(4)婴幼儿、烦躁不安及幽闭恐惧症受检者,应给适量的镇静剂或麻醉药物(由麻醉师实施),以提高检查成功率。

(5)急危重受检者,必须做 MRI 检查时,应由临床医师陪同观察,同时备有抢救器械、药品,受检者发生紧急情况时,应迅速移至扫描室外抢救。

(二)常见适应证及禁忌证

1.适应证

可广泛适用于椎管肿瘤;椎骨肿瘤;胸椎及胸髓炎性疾病;脊髓退行性变和椎管狭窄症;胸椎及胸髓外伤;胸椎及胸髓先天性疾病;胸椎及胸髓病变手术后复查,还适用于骨髓病变如再生障碍性贫血及白血病等的胸椎成像。

2.禁忌证

(1)装有心脏起搏器及电子耳蜗者。

(2)椎骨植入磁性固定钢板(钛金属除外)。

(3)血管金属支架、血管止血金属夹。

(4)带有呼吸机及心电监护设备的危重患者。

(5)体内有胰岛素泵等神经刺激器患者。

(6)妊娠三个月内。

(三)线圈选择及体位设计

1.线圈选择

可采用脊柱表面线圈或全脊柱阵列线圈(颈胸腰联合阵列线圈)的胸段。

2.体位设计

线圈置于检查床上,长轴与床长轴一致。受检者仰卧,胸段脊柱位于胸椎线圈上,头先进,身体长轴与线圈(床)长轴一致,双臂置于身体两侧,受检者体位应舒适。嘱受检者在检查过程中控制咳嗽。矢状位定位光标对身体正中线,线圈上下缘应包含第七颈椎及第 12 胸椎,必要时在体表放置 MRI 图像上可显示的标志以便椎体计数。横断位定位光标对第 3 胸椎水平(乳头)及线圈中心,锁定位置,进床至磁体中心。

(四)扫描方位

常规进行矢状面及横断面成像,冠状面成像常用于观察椎体病变或鉴别脊髓病变、椎间孔、神经根病变。首先行冠、矢、轴三平面定位像扫描用于定位划线。

1.矢状面成像

在冠状面定位像上设置矢状面成像层面，使层面与胸髓长轴平行一致。于胸椎前方设置冠状面预饱和带，范围包含前胸壁至心脏，以减少心脏大血管搏动及胸部呼吸运动的伪影。在矢状面定位像上设置 FOV 大小及调整 FOV 端正。

2.横断面成像

在矢状面定位像上设置横断面成像，主要观察脊髓病变时，层面与兴趣区脊髓垂直，主要观察椎间盘或椎体病变时，层面与椎间盘或椎体平行。根据病变范围设定扫描层数。在椎体前方设置冠状面预饱和带，在成像层面范围上方设置横断面预饱和带。在横断面定位像上设置 FOV 大小及调整 FOV 端正。

3.冠状面成像

在矢状面像上设置冠状面成像层面，使层面与兴趣区脊髓及椎体平行，在横断面定位像上使其与椎体左右轴平行。在冠状面定位像上设置 FOV 大小及调整 FOV 端正。

4.颈椎矢状位成像

由于胸椎椎体计数的特殊性，在胸椎矢状面像上判断胸骨柄与第 2 胸椎下缘齐平，或在体表放置 MRI 图像可显示的标志来判断胸椎计数的方法，虽可行但不一定可靠，因此，可加扫 1～2 层颈椎矢状面定位像序列扫描，上缘包含颅底，下缘包含部分胸椎。由于第 2 颈椎较易被辨认，计数椎体时，在颈椎矢状面定位像图像上用光标从第 2 颈椎数到第 1 胸椎，把光标定于第 1 胸椎体中心，并把光标位置读数标记在光标附近（第 1 胸椎中心水平）。再在胸椎矢状面图像上移动光标到相同位置读数的位置，此时光标对准的椎体即为第 1 胸椎体，把光标锁定，并把光标读数标记在附近（第 1 胸椎体中心水平）。保存标记好第 1 胸椎体的颈椎矢状面定位像图像及胸椎矢状面图像，以便计数胸椎体时使用。

(五)推荐脉冲序列

可选用：①自旋回波序列（SE）；②快速自旋回波序列（FSE/TSE）；③梯度回波序列（GRE）；④快速梯度回波序列；⑤翻转恢复序列（IR）；⑥快速翻转恢复序列。

常规进行矢状面 FSE-T_2WI 及 FSE-T_1WI 扫描，横断面 FSE-T_2WI 或 FSE-T_1WI 扫描，必要时增加冠状面 FSE-T_1WI 或 FSE-T_2WI 扫描。根据诊断需要增加矢状面或冠状面 FSE-T_2WI-脂肪抑制序列或 FSE-T_1WI-脂肪抑制序列。

(六)常见病变的特殊检查要求

对于胸椎及胸髓外伤及炎症性病变，增加矢状位 FSE-T_2WI-脂肪抑制序列可增加病灶与背景组织的信号对比度，从而提高病灶检出率，也可鉴别高信号病灶是否脂肪组织。对于 T_1WI 为高信号的病灶，应常规增加 T_1WI-脂肪抑制序列，以鉴别高信号病灶是脂肪组织或出血性病灶。

对脂肪瘤应增加 T_1WI-脂肪抑制序列。

对血液病骨髓病变的观察，除了矢状面 T_2WI、T_1WI 序列，还应加作冠状面 T_1WI 序列，以更好地观察脊柱旁结节病变。

由于脊髓血管极细小，脊髓的血管畸形，常无法进行常规 MRA 成像，可以使用长回波时间(TE＞200 ms)的高分辨(512×512)FSE-T$_2$WI 序列,使畸形血管呈流空表现,即"黑血"影像。也可采用流动去相位序列,产生"黑血"效应。PC 法有时也可取得较好效应。

(七)图像优化

1.相位编码方向

矢状面成像的相位编码方向可以取前后向,以避免脊髓与椎管内脂肪的化学位移伪影,且可以减少成像时间,但易受心脏大血管搏动及胸部呼吸运动伪影的干扰。若以相位编码方向改为头足向,可以避免椎间盘和椎体之间的化学位移伪影,但易产生头足方向的回卷伪影及增加扫描时间。冠状面成像的相位编码方向一般取左右向。横断面成像的相位编码方向取前后向或左右向。

2.预饱和技术

矢状面成像应在胸椎前方设置竖形预饱和带覆盖心脏大血管,以消除心脏大血管搏动及胸部呼吸运动伪影的影响,在扫描野外的上下方分别设置横断预饱和带,可以避免相位编码方向为头足方向时的回卷伪影的产生。横断面成像除了在胸椎前方设置预饱和带,还可增加在成像层面的上方及下方分别设置横断方向的预饱和带,以消除血管搏动伪影及脑脊液搏动伪影的影响。

3.超样采集技术

在冠状面成像,如果 FOV 设置过小,可能会产生两侧胸壁的回卷伪影,此时可施加超样采集技术或在 FOV 外左右侧设置预饱和带加以消除。

4.流动补偿技术

在层面方向施加流动补偿技术可以减少血管搏动及脑脊液搏动伪影。

5.心电或外周脉搏触发技术

血管搏动及脑脊液搏动伪影,除了采用以上技术加以消除外,还可以通过使用心电门控触发或外周指脉触发技术加以控制。

(八)对比剂应用

胸椎及胸髓磁共振增强扫描,一般使用 T$_1$ 阳性造影剂。因此应采用 T$_1$WI 序列成像,并且施加脂肪抑制技术,以抑制脂肪组织高信号,避免脂肪组织高信号对有强化的病灶高信号的干扰及混淆。

(九)摄片和图像后处理

常规平扫及增强扫描一般无需对图像做特殊后处理。可根据需要选择部分图像或全部图像打印,每一方位的序列,应显示扫描层面的划线定位像。鉴于胸椎椎体计数的特殊性,可把标记有第一胸椎体标记的胸椎矢状面图像及颈椎矢状面定位像图像并在一起,以便准确计数胸椎体定位。

三、腰椎及腰椎管 MRI 检查技术

(一)检查前准备

(1)确认受检者没有禁忌证。

(2)嘱受检者及陪同家属除去随身携带的金属物品,如手机、手表、刀具、硬币、钥匙、发卡、别针、磁卡、带金属扣的内衣(文胸)、金属拉链内裤、腰带及磁性护腰带等,禁忌推床、轮椅、金

属拐杖、金属假肢等进入扫描室。

（3）嘱受检者在扫描过程中不要随意运动。

（4）婴幼儿、烦躁不安及幽闭恐惧症受检者,应给适量的镇静剂或麻醉药物（由麻醉师实施）,以提高检查成功率。

（5）急危重受检者,必须做 MRI 检查时,应由临床医师陪同观察,同时备有抢救器械、药品,受检者发生紧急情况时,应迅速移至扫描室外抢救。

（二）常见适应证及禁忌证

1.适应证

可广泛适用于腰椎及椎管的肿瘤性病变、炎症性病变及先天变异,如椎管肿瘤;椎骨肿瘤;椎体及椎管炎性疾病;椎体退行性变和椎管狭窄症;外伤;先天性疾病;腰椎及椎管病变手术后复查;腰脊神经根病变;骨髓病变如再生障碍性贫血及白血病等的胸椎成像。

2.禁忌证

（1）装有心脏起搏器及电子耳蜗者。

（2）椎骨植入磁性固定钢板（钛金属除外）。

（3）血管金属支架、血管止血金属夹。

（4）带有呼吸机及心电监护设备的危重患者。

（5）体内有胰岛素泵等神经刺激器患者。

（6）妊娠三个月内。

（三）线圈选择及体位设计

1.线圈选择

可采用脊柱表面线圈或全脊柱阵列线圈（颈胸腰联合阵列线圈）的腰段。

2.体位设计

线圈置于检查床上,长轴与床长轴一致。受检者仰卧,腰段脊柱位于腰椎线圈上。头先进,身体长轴与线圈（床）长轴一致,双臂置于身体两侧,双下肢用软垫支架垫起屈膝,使腰部自然紧贴线圈。矢状轴定位光标对身体正中线,线圈上下缘应包含第十二胸椎至部分骶椎。横断位定位光标对第三腰椎水平（髂嵴上 3～5 cm）及线圈中心,锁定位置,进床至磁体中心。

（四）扫描方位

常规进行矢状面及横断面成像,冠状面成像常用于观察椎体病变或椎管病变、椎间孔、神经根病变。首先行冠、矢、轴三平面定位像扫描用于定位划线。

1.矢状面成像

在冠状面定位像上设置矢状面成像层面,使层面与腰椎管长轴平行一致。于腰椎前方设置冠状面预饱和带,范围包含椎体前部分腹主动脉至前腹壁,以消除腹部呼吸运动及腹主动脉搏动的伪影。在矢状面定位像上设置 FOV 大小及调整 FOV 端正。

2.横断面成像

在矢状面定位像上设置横断面成像,主要观察椎管病变时,层面与兴趣区椎管垂直,主要观察椎间盘或椎体病变时,层面与椎间盘或椎体平行。根据病变范围设定扫描层数。在椎体前方设置冠状面预饱和带,在成像层面范围上方设置横断面预饱和带。在横断面定位像上设置 FOV 大小及调整 FOV 端正。

3.冠状面成像

在矢状面像上设置冠状面成像层面,使层面与兴趣区脊髓及椎体平行,在横断面定位像上使其与椎体左右轴平行。在冠状面定位像上设置 FOV 大小及调整 FOV 端正。

(五)推荐脉冲序列

可选用:①自旋回波序列(SE);②快速自旋回波序列(FSE/TSE);③梯度回波序列(GRE);④快速梯度回波序列;⑤翻转恢复序列(IR);⑥快速翻转恢复序列。

常规进行矢状面 FSE-T_2WI 及 FSE-T_1WI 扫描,横断面 FSE-T_2WI 或 FSE-T_1WI 扫描,必要时增加冠状面 FSE-T_1WI 或 FSE-T_2WI 扫描。根据诊断需要增加矢状面或冠状面 FSE-T_2WI-脂肪抑制序列或 FSE-T_1WI-脂肪抑制序列。

(六)常见病变的特殊检查要求

对于外伤及炎症性病变,增加矢状位 FSET_2WI-脂肪抑制序列可增加病灶与背景组织的信号对比度,从而提高病灶检出率,也可鉴别高信号病灶是否为脂肪组织。对于 T_1WI 为高信号的病灶,应常规增加 T_1WI-脂肪抑制序列,以鉴别高信号病灶是脂肪组织或出血性病灶。

对脂肪瘤应增加 T_1WI-脂肪抑制序列。

对血液病骨髓病变的观察,除了矢状面 T_2WI、T_1WI 序列,还应加作冠状面 T_1WI 序列,以更好地观察脊柱旁结节病变。

对椎管的血管畸形,也可以使用长回波时间(TE>200 ms)高分辨(512×512)的 FSE-T_2WI 序列及流动去相位序列,产生"黑血"效应,使畸形血管呈流空表现。也可采用 PC 法。

(七)图像优化

1.相位编码方向

和胸椎一样,腰椎 MRI 矢状面成像的相位编码方向一般也取前后向,也易产生腹主动脉搏动及腹部呼吸运动伪影,此可通过预饱和带加以消除。若相位编码方向改为头足向,可以避免椎间盘和椎体之间的化学位移伪影,但易产生头足方向的回卷伪影及增加扫描时间,此可借在 FOV 外的上下方设置的横断面预饱和带加以消除。冠状面成像的相位编码方向一般取左右向。横断面成像的相位编码方向取前后向或左右向。

2.预饱和技术

矢状面成像应在腰椎前方设置冠状面预饱和带覆盖部分腹主动脉至前腹壁,可以减轻血管搏动及呼吸运动伪影的影响,在扫描野外的上下方分别设置横断面预饱和带,可以避免相位编码方向为头足方向时的回卷伪影的产生。横断面成像除了在腰椎前方设置预饱和带,还可增加在成像层面的上方及下方分别设置横断方向的预饱和带,以消除血管搏动伪影及脑脊液搏动伪影的影响。

超样采集技术:在矢状面及冠状面成像时,如果 FOV 设置过小,可能会产生上下方向(见于矢状面成像)及左右方向(见于冠状面成像)的回卷伪影,此时可施加超样采集技术或在FOV 外上下方(用于矢状面成像)及左右侧(用于冠状面成像)设置预饱和带加以消除。

3.流动补偿技术

在层面方向施加流动补偿技术可以减少大血管搏动及脑脊液搏动伪影。

4.心电或外周脉搏触发技术

血管搏动及脑脊液搏动伪影,除了采用以上技术加以消除外,还可以通过使用心电门控触发或外周指脉触发技术加以控制。

(八)对比剂应用

增强扫描一般使用 T_1 阳性造影剂,因此应采用 T_1WI 序列成像,并且施加脂肪抑制技术,以抑制脂肪组织高信号,避免脂肪组织高信号对有强化的病灶高信号的干扰及混淆。

(九)摄片和图像后处理

常规平扫及增强扫描一般无需对图像做特殊后处理。可根据需要选择部分图像或全部图像打印,每一方位的序列,应显示扫描层面的划线定位像。放大图像时应保留第 1 骶椎显示,以便计数腰椎体定位。

四、骶椎及骶髂关节 MRI 检查技术

(一)检查前准备

与腰椎 MRI 相同。

(二)常见适应证及禁忌证

1.适应证

与腰椎 MRI 相同。

2.禁忌证

与腰椎 MRI 相同。

(三)线圈选择及体位设计

1.线圈选择

与腰椎 MRI 相同。

2.体位设计

线圈置于检查床上,长轴与床长轴一致。受检者仰卧,腰段脊柱位于腰椎线圈上。头先进,身体长轴与线圈(床)长轴一致,双臂置于身体两侧。矢状轴定位光标对身体正中线,线圈上下缘应包含髂嵴至尾椎。横断位定位光标对骨盆及线圈中心,锁定位置,进床至磁体中心。

(四)扫描方位

常规进行矢状面及横断面成像及冠状面成像。骶髂关节 MRI 以冠状面及横断面成像为主。

1.矢状面成像

在冠状面定位像上设置矢状面成像层面,使层面与腰椎管长轴平行一致。于腰椎前方设置冠状面预饱和带覆盖前腹壁,以消除腹部呼吸运动伪影。在矢状面定位像上设置 FOV 大小及调整 FOV 端正。

2.横断面成像

在矢状面定位像上设置横断面成像,层面与兴趣区椎体垂直,根据病变范围设定扫描层数。在椎体前方设置冠状面预饱和带,在成像层面范围上方设置横断面预饱和带。在横断面定位像上设置 FOV 大小及调整 FOV 端正。

3.冠状面成像

在矢状面像上设置冠状面成像层面,使层面与兴趣区骶椎或尾椎体平行。在冠状面定位像上设置 FOV 大小及调整 FOV 端正。骶髂关节冠状面成像应在横断面像上设置层面,层数范围包含骶髂关节前后界限。

(五)推荐脉冲序列

与腰椎相同。

(六)常见病变的特殊检查要求

与腰椎 MRI 基本相同。

(七)图像优化

与腰椎基本相同。

(八)对比剂应用

与腰椎相同。

(九)摄片和图像后处理

与腰椎 MRI 基本相同。

五、全脊柱 MRI 检查技术

(一)检查前准备

与腰椎 MRI 相同。

(二)常见适应证及禁忌证

与脊柱 MRI 相同。

(三)线圈选择及体位设计

1.线圈选择

采用全脊柱阵列线圈(颈胸腰椎联合线圈)。

2.体位设计

体位设计与脊柱 MRI 相同。横轴定位光标对颈部甲状软骨及颈椎 2 节线圈之间的中心。

(四)扫描方位

与脊柱 MRI 相同。用全脊柱 MRI 软件,设置全脊柱矢状面、冠状面成像层面,程序自动按颈、胸、腰段分别扫描。横断面成像则需手动分段设定兴趣区扫描层面,并选择兴趣区相对应的线圈。

(五)推荐脉冲序列

与脊柱 MRI 相同。

(六)常见病变的特殊检查要求

与脊柱 MRI 基本相同。

(七)图像优化

与脊柱 MRI 基本相同。

(八)对比剂应用

与脊柱 MRI 相同。

（九）摄片和图像后处理

用全脊柱 MRI 软件扫描获得的图像,在工作站用拼接软件将矢状面及冠状面全脊柱分段成像的图像进行无缝拼接,即可获得全脊柱影像。

六、MRI 脊髓造影检查技术(MRM)

（一）检查前准备

与腰椎 MRI 相同。

（二）常见适应证及禁忌证

1.适应证

MRM 常用于椎间盘疝;椎管狭窄;蛛网膜及神经根囊肿;神经纤维瘤;神经源性肿瘤;椎管内占位性病变等脊柱和脊髓疾病的检查。

2.禁忌证

与腰椎 MRI 相同。

（三）线圈选择及体位设计

与腰椎 MRI 相同。

（四）扫描方位

MRM 水成像常规进行冠状面或矢状面多层薄层 2D/3D-快速自旋回波重 T_2WI 序列成像,也可行以椎管长轴为纵轴,做绕椎管的圆周辐射状层面的单次激发-单 3D 块-快速自旋回波 T_2WI 序列成像。

(1)多激发或单激发-多层薄层 2D/3D-快速自旋回波重 T_2WI 序列在矢状面及横断面像上设置平行于椎管的冠状面或矢状面 3D 块扫描层面,范围包含完整椎管。

(2)单次激发-单 3D 块-快速自旋回波 T_2WI 序列在横断面像上设置以椎管长轴为纵轴,作绕椎管的圆周辐射状扫描块(层),扫描块数通过设定旋转角度大小或直接设定块数而获得。

（五）推荐脉冲序列及参数

1.推荐脉冲序列

推荐:单次激发-单 3D 块-快速自旋回波 T_2WI 序列。多激发或单激发-多层薄层 2D/3D-快速自旋回波重 T_2WI 序列。

2.扫描参数

依机型略异。一般参数:FOV 250～300 mm(视扫描脊柱段范围而定),矩阵 192～300×256～512。其余与 MRCP、MRU 基本相同。不需闭气,也不需呼吸门控。

（六）常见病变的特殊检查要求

一般无特殊要求。

（七）图像优化

相位编码方向取前后向或左右向;超样采集;多层薄层扫描或单块扫描;长 TR 长 TE。

（八）对比剂应用

MRM 不需注射对比剂。

（九）摄片和图像后处理

图像后处理方法同 MRCP/MRU 等。多激发或单激发-多层薄层 2D/3D 快速自旋回波序列原始图像可作 MIP 处理并旋转,获得三维椎管造影像。单激发-单 3D 块序列扫描无须后处理,扫描完成即获得相应角度扫描的三维椎管造影像。

七、PROSET 序列脊神经根 MRI 检查技术

PROSET(principle of selective excitation technigue,PROSET)选择性激励技术序列是一种选择性激励脉冲。为分离水与脂肪的磁化向量,设计一种层选射频脉冲,选择性地激励水或脂肪质子产生 MRI 信号,通常为 121 二项式 90°脉冲,由 22.5°、45°、22.5°分离脉冲组成,通过第 2 个脉冲选择性地向前或向后旋转磁化向量,以控制抑制脂肪或水,而获得水或脂肪的高对比度清晰影像。在腰脊神经进行 PROSET 成像,采用水激励脉冲,使富含水的腔隙信号明显增高,并施加抑脂技术使脂肪信号抑制,而使椎管脑脊液及神经根及根鞘显示为高信号,对脊神经根的显示具有特异性,能突出显示硬膜囊内的脊髓、马尾神经、神经根及相应鞘袖,甚至脊神经节和节后神经纤维,这是常规 MRI 及 MRM 无法做到的,对脊神经根病变的诊断和鉴别诊断具有较高价值。

(一)检查前准备

与腰椎 MRI 相同。

(二)常见适应证及禁忌证

1.适应证

PROSET 主要用于腰脊神经根病变、腰椎间盘突出、腰椎管狭窄、腰椎管占位性病变等疾病的检查。

2.禁忌证

与腰椎 MRI 相同。

(三)线圈选择及体位设计

与腰椎 MRI 相同。

(四)扫描方位

PROSET 序列一般进行冠状面成像。3D 扫描快范围覆盖腰椎管及椎体。

(五)推荐脉冲序列

PROSET 序列为三维扫描快速梯度回波序列(3D-FFE),脉冲通常为 121 二项式 90°脉冲选择性激励脉冲。

(六)常见病变的特殊检查要求

一般无特殊。

(七)图像优化

相位编码方向取前后向或左右向;超样采集;薄层三维扫描。

(八)对比剂应用

PROSET 序列不需注射对比剂。

(九)摄片和图像后处理

PROSET 序列为三维模式成像,原始图像可做多平面重组(MPR)及脊神经根曲面容积重建,后者可获得脊神经根三维走行解剖形态图像。

第七章　神经系统疾病的CT诊断

第一节　正常头部的CT表现

一、颅骨及空腔

颅骨为高密度,颅底层面可见低密度的颈静脉孔、卵圆孔、破裂孔等。鼻窦及乳突内气体呈低密度。

二、脑实质

脑实质分大脑(额叶、颞叶、顶叶、枕叶)、小脑及脑干。皮质密度略高于髓质,分界清楚。大脑深部的灰质核团密度与皮质相近,在髓质的对比下显示清楚。尾状核头部位于侧脑室前角外侧,体部沿丘脑和侧脑室体部之间向后下走行。丘脑位于第三脑室的两侧。豆状核位于尾状核与丘脑的外侧,呈楔形。尾状核、丘脑和豆状核之间的带状白质结构为内囊,分为前肢、膝部和后肢。豆状核与屏状核之间的带状白质结构为外囊(图7-1)。

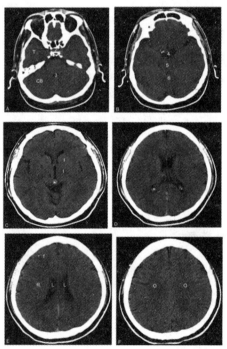

图7-1　脑实质正常CT扫描显示

注:A～F为横轴位CT;1.岩锥;2.垂体窝;3.四脑室;4.鞍上池;5.脑桥;6.小脑蚓部;7.尾状核头;8.豆状核;9.丘脑;I.内囊;S.松果体钙化;L.侧脑室;C.脉络丛钙化;R.放射冠;O.半卵圆中心;f.额叶;T.颞叶;CB.小脑半球

三、脑室系统

脑室系统包括双侧侧脑室、第三脑室和第四脑室,内含脑脊液,为均匀水样低密度。双侧侧脑室对称,分为体部、三角部及前角、后角、下角。

四、蛛网膜下隙

蛛网膜下隙包括脑沟、脑裂和脑池,充以脑脊液,呈均匀水样低密度。脑池主要有鞍上池、环池、桥小脑角池、枕大池、外侧裂池和大脑纵裂池等。其中,鞍上池为蝶鞍上方的星状低密度区,多呈五角形。

五、正常钙化

成人颅内生理性钙斑包括松果体与缰联合钙化、脉络丛球钙化,40 岁以后出现苍白球钙化,60 岁以后出现大脑镰钙化。

六、增强扫描

正常脑实质仅轻度强化,血管结构直接强化,垂体、松果体及硬膜明显强化。

七、脑动脉系统

临床上习惯于把脑动脉分为颈内动脉和椎-基底动脉。两者均从颅底入颅,入颅后颈内动脉分左右两侧,左右椎动脉很快合并成一条基底动脉,并延续为左右大脑后动脉。颈内动脉入颅后根据走行位置,分为岩骨段、海绵窦段、膝段、床突上段和终段,海绵窦段、膝段、床突上段通常合称为虹吸部,膝段称为虹吸弯。颈内动脉的重要分支有眼动脉、后交通动脉、脉络丛前动脉、大脑前动脉和大脑中动脉。椎动脉重要颅内分支有脑膜支、脊髓后动脉、小脑后下动脉和延髓动脉。

第二节　神经系统基本病变的 CT 表现

一、平扫密度改变

(一)高密度病灶

高密度病灶见于急性血肿、钙化和富血管性肿瘤等。

(二)等密度病灶

等密度病灶见于某些肿瘤、慢性血肿、血管性病变等。

(三)低密度病灶

低密度病灶见于炎症、梗死、水肿、囊肿、脓肿等。

(四)混合密度病灶

上述各种密度病灶混合存在。

二、增强扫描特征

(一)均匀性强化

均匀性强化见于脑膜瘤、转移瘤、神经鞘瘤、动脉瘤和肉芽肿等。

(二)非均匀性强化

非均匀性强化见于胶质瘤、血管畸形等。

(三)环形强化

环形强化见于脑脓肿、结核球、胶质瘤、转移瘤等。

(四)无强化

无强化见于脑炎、囊肿、水肿等。

三、脑结构改变

(一)占位效应

占位效应由颅内占位性病变及周围水肿所致,局部脑沟、脑池、脑室受压变窄或闭塞,中线结构移向对侧。

(二)脑萎缩

脑萎缩可分为局限性脑萎缩和弥漫性脑萎缩,皮质萎缩显示脑沟裂池增宽、扩大,髓质萎缩显示脑室扩大。

(三)脑积水

交通性脑积水脑室普遍扩大,脑池增宽。梗阻性脑积水梗阻近侧脑室扩大,脑池无增宽。

四、颅骨改变

(一)颅骨病变

颅骨病变如骨折、炎症、肿瘤等。

(二)颅内病变

颅内病变如蝶鞍、内耳道和颈静脉孔扩大等。

第三节 脑血管病变的 CT 诊断

急性期脑血管疾病(CVD)以脑出血和脑梗死多见,CT 和 MRI 诊断价值大;动脉瘤和血管畸形则需配合数字减影血管造影(DSA)、计算机体层血管成像(CTA)或磁共振血管成像(MRA)诊断。

一、脑出血

(一)病理和临床概述

脑出血是指脑实质内的出血,依原因可分为创伤性脑出血和非创伤性脑出血,后者又称原发性或自发性脑内出血,多指高血压、动脉瘤、血管畸形、血液病和脑肿瘤等引起的出血,以高血压性脑出血常见,多发于中老年高血压和动脉硬化患者。出血好发于基底核、丘脑、脑桥和小脑,易破入脑室。血肿及伴发的脑水肿可引起脑组织受压、软化和坏死。血肿演变分为急性期、吸收期和囊变期,各期时间长短与血肿大小和患者年龄有关。

(二)诊断要点

血肿呈边界清楚的肾形、类圆形或不规则形均匀高密度影,周围水肿带宽窄不一,局部脑室受压移位,破入脑室可见脑室内积血(图7-2)。

急性期表现为脑内密度均匀一致的高密度灶,以卵圆形或圆形为主,CT 值为50~80 Hu;吸收期始于3~7 d,可见血肿周围变模糊,水肿带增宽,血肿缩小且密度减低,小血肿可完全吸收;囊变期始于2个月以后,较大血肿吸收后常遗留大小不等的囊腔,伴有不同程度的脑萎缩。

(三)鉴别诊断

脑外伤出血,结合外伤史可以鉴别。

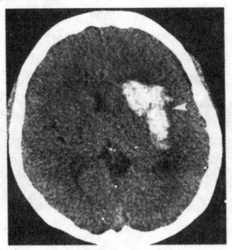

图 7-2 脑出血

注:女性患者,68 岁,突发言语不清、左侧肢体偏瘫 4 小时就诊,CT 显示左侧基底核区条片状高密度影,左侧侧脑室受压变形

(四)特别提示

血肿不同演变时期 CT 显示的密度不同,容易误诊,应密切结合临床。

二、脑梗死

(一)病理和临床概述

脑梗死包括缺血性脑梗死、出血性脑梗死及腔隙性脑梗死。缺血性脑梗死是指脑血管闭塞导致供血区域脑组织缺血性坏死。其原因有:①脑血栓形成,继发于脑动脉硬化、动脉瘤、血管畸形、炎性或非炎性脉管炎等;②脑栓塞,如血、空气、脂肪栓塞;③低血压和凝血状态。出血性脑梗死是指部分缺血性脑梗死继发梗死区内出血。腔隙性脑梗死系深部髓质小动脉闭塞所致,为脑深部的梗死,在脑卒中病变中占 20 %,好发于中老年人,常见于基底核、内囊、丘脑、放射冠及脑干。

(二)诊断要点

1.缺血性脑梗死(图 7-3A)

CT 示低密度灶,其部位和范围与闭塞血管供血区一致,皮髓质同时受累,多呈扇形。基底贴近硬膜。可有占位效应。2～3 周时可出现"模糊效应",病灶变为等密度而不可见。增强扫描可见脑回状强化。1 个月后形成边界清楚的低密度囊腔。

2.出血性脑梗死(图 7-3B)

CT 示低密度脑梗死灶内出现不规则斑点、片状高密度出血灶,占位效应较明显。

3.腔隙性脑梗死(图 7-3C)

CT 表现为脑深部的低密度缺血灶,大小为 5～15 mm,无占位效应。

(三)鉴别诊断

1.胶质瘤

详见胶质瘤章节。

2.脑炎

结合病史和临床症状及实验室检查。

(四)特别提示

CT 对急性期及超急性期脑梗死的诊断价值不大,应行 MRI 弥散加权扫描。病情突然加重时应行 CT 复查,明确有无梗死后出血即出血性脑梗死,以指导治疗。

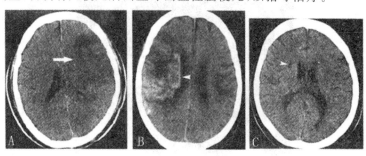

图 7-3　脑梗死

A.男性患者,75 岁,突发肢体偏瘫 1 d,CT 显示左侧额、颞叶大片低密度梗死灶;B.女性患者,64 岁,突发肢体偏瘫 5 h,经诊断为右颞大片脑梗死,入院后行溶栓治疗,3 天后病情加重,CT 显示右侧颞顶叶大片出血性脑梗死;C.女性患者,67 岁,头昏 3 d,CT 显示右侧颞叶基底核区腔隙性脑梗死

三、动脉瘤

(一)病理和临床概述

动脉瘤好发于脑底动脉环及附近分支,是蛛网膜下隙出血的常见原因。动脉瘤发生的主要原因有:血流动力学改变,尤其是血管分叉部血液流动对血管壁形成剪切力及搏动压力造成血管壁退化;动脉粥样硬化。另外,常与其他疾病伴发,如纤维肌肉发育异常、马方综合征等。按形态可分为常见的浆果形、少见的梭形及罕见的主动脉夹层。浆果形动脉瘤的囊内可有血栓形成。

(二)诊断要点

动脉瘤分为 3 型:Ⅰ型无血栓动脉瘤(图 7-4A),平扫呈圆形高密度区,均一性强化;Ⅱ型部分血栓动脉瘤(图 7-4B),平扫呈中心或偏心处高密度区,中心和瘤壁强化,其间血栓无强化,呈"靶征";Ⅲ型完全血栓动脉瘤,平扫呈等密度灶,可有弧形或斑点状钙化,瘤壁环形强化。动脉瘤破裂时 CT 图像上多数不能显示瘤体,但可见并发的蛛网膜下隙出血、脑内血肿、脑积水、脑水肿和脑梗死等改变。

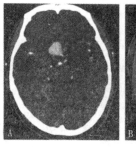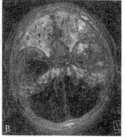

A.男性患者,24 岁,因不明原因蛛网膜下隙出血而行 CT 检查,增强可见鞍上池前方有一囊样结节灶,强化程度与动脉相仿;B.CTA 的容积再现技术(VRT)重建显示动脉瘤

图 7-4　动脉瘤

（三）鉴别诊断

1.脑膜瘤

脑膜瘤与脑膜宽基相接。

2.脑出血

脑出血可结合病史及临床症状诊断。

（四）特别提示

CTA对动脉瘤显示价值重大，可以立体旋转观察载瘤动脉、瘤颈及其同周围血管的空间关系。

四、脑血管畸形

（一）病理和临床概述

脑血管畸形为胚胎期脑血管的发育异常，根据麦科米克（McCormick）分类（1996），分为动静脉畸形、静脉畸形、毛细血管扩张症、血管曲张和海绵状血管瘤等。动静脉畸形最常见，好发于大脑中动脉、后动脉系统，由供血动脉、畸形血管团和引流静脉构成，好发于男性，以20～30岁最常见。儿童常以脑出血就诊，成人常以癫痫就诊。

（二）诊断要点

CT显示不规则混杂密度灶，可有钙化，并呈斑点或弧线形强化，水肿和占位效应缺乏（图1-5A）。可合并脑血肿、蛛网膜下隙出血及脑萎缩等改变。

（三）鉴别诊断

海绵状血管瘤，增强扫描呈轻度强化，病灶周围无条状、蚓状强化血管影。MRI可显示典型的网格状或爆米花样高低混杂信号，周围见低信号环。

（四）特别提示

CTA价值重大，可以立体旋转观察供血动脉和引流静脉（图7-5B）。MRA显示得更清楚。

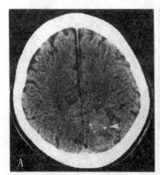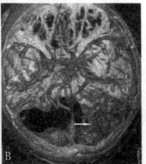

图 7-5 脑血管畸形

A.男性患者，19岁，因癫痫不规则发作5年来院检查，CT平扫显示左侧顶、枕部脑实质内多发斑点状钙化影，局部脑实质密度增高，DSA证实为颅内动静脉畸形；B. CTA的VRT重建显示为左侧顶枕叶动静脉畸形

第四节 颅内感染的 CT 诊断

颅内感染的病种繁多,包括细菌、病毒、真菌和寄生虫感染,主要为血行性感染或邻近感染灶直接扩散侵入颅内所致,也可由开放性颅脑损伤或手术造成。改变包括脑膜炎、脑炎和动静脉炎。

一、脑脓肿

(一)病理和临床概述

以耳源性脑脓肿常见,多发于颞叶和小脑,其次为血源性、鼻源性、外伤性和隐源性脑脓肿等。病理上分为急性炎症期、化脓坏死期和脓肿形成期。

(二)诊断要点

急性炎症期呈大片低密度灶,边缘模糊,伴占位效应,增强无强化;化脓坏死期,低密度区内出现更低密度坏死灶,轻度不均匀强化;脓肿形成期,平扫见等密度环,内为低密度并可有气泡影,环形强化,其壁完整、光滑、均匀,或多房分隔(图7-6)。

(三)鉴别诊断

(1)胶质瘤:胶质瘤的环状强化厚薄不均,形态不规则,常呈花环状、结节状强化,中心坏死区密度不等,CT 值常大于 20 Hu。

(2)脑梗死多见于老年高血压患者,有明确突发病史,占位效应减轻。

(3)与肉芽肿性病变鉴别。

(四)特别提示

CT 诊断该病应结合病史、脑脊液检查。

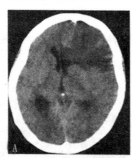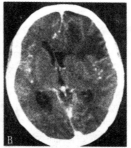

图 7-6 脑脓肿

注:男性患者,24岁,因头痛、呕吐2 d入院,CT 平扫显示左额叶不规则低密度灶,占位效应明显。增强可见病灶呈环形均匀强化,未见明显壁结节,中心低密度区无明显变化,周围水肿明显,左侧侧脑室前角明显受压移位变形。考虑为脓肿形成,经抗感染治疗后情况好转

二、结核性脑膜脑炎

(一)病理和临床概述

结核性脑膜脑炎是结核菌引起的脑膜弥漫性炎性反应,波及脑实质,好发于脑底池。脑膜渗出和肉芽肿为其基本病变,可合并结核球、脑梗死和脑积水。

（二）诊断要点

CT 早期可无异常发现。脑底池大量炎性渗出时,其密度增高,失去正常透明度;增强扫描脑膜广泛强化,形态不规则。肉芽肿增生则见局部脑池闭塞并结节状强化。

脑结核瘤平扫呈等或低密度灶,增强扫描呈结节状或环形强化。

（三）鉴别诊断

蛛网膜下隙出血,平扫呈高密度,增强扫描无明显强化,脑底池形态规则,无局部闭塞及扩张改变。此外,需同脑囊虫病、转移瘤等鉴别,需结合病史。

（四）特别提示

CT 诊断应结合脑脊液检查、X 线胸片检查等。

三、脑猪囊尾蚴病

（一）病理和临床概述

脑猪囊尾蚴病系猪带绦虫囊尾蚴在脑内异位寄生所致。人误食绦虫卵或节片后,卵壳被胃液消化,蚴虫经肠道血流而散布于全身寄生。脑猪囊尾蚴病为其全身表现之一,分为脑实质型、脑室型、脑膜型和混合型。脑内囊虫的数目不一,呈圆形,直径 4～5 mm。囊虫死亡后退变为小圆形钙化点。

（二）诊断要点

脑实质型 CT 表现为脑内散布多发性低密度小囊,多位于皮髓质交界区,囊腔内可见致密小点,代表囊虫头节。不典型者可表现为单个大囊、肉芽肿、脑炎或脑梗死。脑室型以第四脑室多见。脑膜型多位于蛛网膜下隙,和脑膜粘连,CT 直接征象有限,多间接显示局部脑室或脑池扩大,相邻脑实质光滑受压,常合并脑积水,囊壁、头节和脑膜有时可强化。

（三）鉴别诊断

1.蛛网膜囊肿

蛛网膜囊肿常位于颅中窝、侧裂池,边缘较平直,可造成颅骨压迫变薄。

2.转移癌

转移癌呈大小不一的圆形低密度灶,增强扫描呈环状、结节状强化,病灶周围明显水肿。

3.脑结核瘤

结合病史、CT 特点可以区别。

（四）特别提示

需要结合有无疫区居住史、有无生食史等。

四、急性播散性脑脊髓炎

（一）病理和临床概述

急性播散性脑脊髓炎可见于病毒(如麻疹、风疹、水痘等)感染后或疫苗(如牛痘疫苗、狂犬病疫苗等)接种后,临床表现为发热、呕吐、嗜睡、昏迷。一般在病毒感染后 2～4 天或疫苗接种后 10～13 d 发病。发病可能与自身免疫机制有关。

（二）诊断要点

急性期表现为脑白质内多发、散在低密度灶,半卵圆中心区明显,有融合倾向,增强呈环形强化。慢性期表现为脑萎缩。早期脑组织局部稍肿胀,中、后期可以出现密度减低(图1-7),增强扫描可以有局部软脑膜强化、增厚改变,脑沟显示欠清。

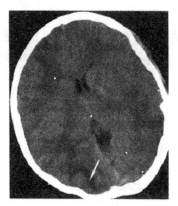

图 7-7　急性播散性脑脊髓炎

注:女性患者,11 岁,因头昏嗜睡 2 d 就诊,CT 可见右侧枕叶局部脑皮质肿胀、白质水肿改变,经脑脊液检查
证实为急性播散性脑脊髓炎

(三)鉴别诊断

同结核性脑膜脑炎等鉴别。

(四)特别提示

应进行脑脊液检查。MRI 成像及增强扫描对显示该病有很好的效果。

五、肉芽肿性病变

(一)病理和临床概述

肉芽肿种类繁多,主要有炎症性肉芽肿和非炎症性肉芽肿。侵犯脑内的主要为炎症性肉芽肿,其中以结核性肉芽肿最常见。炎症性肉芽肿是炎症局部形成的主要由巨噬细胞增生构成的边界清楚的结节样病变。病因有结核、麻风、梅毒、真菌及寄生虫、异物、其他疾病等。临床表现与颅内占位性病变类似。

(二)诊断要点

CT 平扫表现等或稍高密度的边界清楚的结节灶(图 7-8)。增强扫描呈结节样强化,也可以因内部发生坏死而呈环形强化,后者常见于结核结节(又称“结核性肉芽肿”)。少部分肉芽肿内可见钙化,可以单发或多发,好发于大脑皮质灰质下。

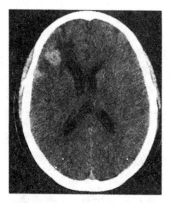

图 7-8　结核结节

注:男性患者,32 岁,因头晕嗜睡 3 d 就诊,CT 平扫显示右侧额、颞叶大脑皮质灰质下及灰质区有高密度结节
灶,右侧侧脑室前角扩大伴局部白质区低密度改变,手术病理检查为结核结节

（三）鉴别诊断

（1）脑转移瘤，水肿较明显，增强扫描呈环状或结节状强化，一般有原发病史，临床复查随访作用明显。

（2）同部分脑肿瘤鉴别困难。

（四）特别提示

应进行脑脊液检查。MRI 成像及增强扫描对显示该病有很好的效果。

第五节　颅脑肿瘤的 CT 诊断

颅内肿瘤是中枢神经系统常见的疾病之一。原发性颅内肿瘤可以发生在脑组织、脑膜、脑神经、垂体、血管及残余胚胎组织中，继发性颅内肿瘤多来源于身体各个部位的原发性肿瘤。颅内肿瘤的发生以 20～50 岁年龄组最常见，男性稍多于女性。以星形细胞瘤、脑膜瘤、垂体瘤、颅咽管瘤、听神经瘤和转移瘤等较常见。胶质瘤、脑膜瘤和垂体腺瘤为颅内三大原发性肿瘤，可出现颅内高压综合征、神经系统定位体征、内分泌功能失调、脑脊液循环障碍等。

CT 检查的目的主要在于确定有无肿瘤，并对其做出定位、定量乃至定性诊断。根据病灶所在的位置及其与脑室、脑池和脑叶的对应关系及同相邻硬膜与颅骨结构的比邻关系多不难做出定位诊断，但临界部位肿瘤，仅轴位扫描可能出现定位困难，需要薄层扫描后再进一步多方位重建。MRI 可多方位扫描，一般定位无困难。

CT 灌注扫描有助于脑瘤内血管生成及血流状态的研究，而脑瘤内血管生成对肿瘤生长、分级、预后有重要影响。CT 灌注可以反映血管生成引起血流量、血容量和毛细血管通透性的改变，从而有助于判断肿瘤的生物学特性，并估计预后情况。

一、星形细胞瘤

（一）病理和临床概述

星形细胞瘤，成人多见于大脑，儿童多见于小脑。按肿瘤组织学分为 6 种类型，且依细胞分化程度不同分属不同级别。1993 年世界卫生组织将星形细胞瘤分为局限性星形细胞瘤和弥漫性星形细胞瘤两类。Ⅰ级，即毛细胞型、多形性黄色星形细胞瘤及室管膜下巨细胞型星形细胞瘤，占胶质瘤的 5 %～10 %，小儿常见。Ⅱ级星形细胞瘤包括弥漫性星形细胞瘤、多形性黄色星形细胞瘤（Ⅱ级）。间变性星形细胞瘤为Ⅲ级。胶质母细胞瘤为Ⅳ级。Ⅰ～Ⅱ级肿瘤的边界较清楚，多表现为瘤内囊腔或囊腔内瘤结节，肿瘤血管较成熟；Ⅲ～Ⅳ级肿瘤呈弥漫性浸润生长，肿瘤轮廓不规则，边界不清，易发生坏死、出血和囊变，肿瘤血管丰富且分化不良。

（二）诊断要点

Ⅰ级星形细胞瘤：①毛细胞型星形细胞瘤常位于颅后窝，具有包膜，一般显示为边界清楚的卵圆形或圆形囊性病变，但内部囊液 CT 值较普通囊液高，为 20～25 Hu。瘤周水肿和占位效应较轻。部分可呈实质性，但密度仍较脑实质低（图 7-9）。增强扫描无或轻度强化，延迟扫描可见造影剂进入囊内。②多形性黄色星形细胞瘤通常位于大脑皮质的表浅部位，一半以上为囊性，增强后囊内可见强化结节，囊壁不强化。不足一半为实质性，密度不均，有钙化及出血，增强后不均强化。③10 %～15 %的结节性硬化患者可以发生室管膜下巨细胞型星形细胞瘤,常位于室间孔附近,形成分叶状肿块,并可见囊变及钙化。增强扫描有明显强化。

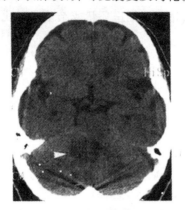

图 7-9　毛细胞型星形细胞瘤

注:男性患者,63 岁,因头昏不适 3 个月来院就诊,CT 显示小脑右侧低密度影,边界尚清,第四脑室
受压变形。病变内部 CT 值约为 20 Hu。手术病理为毛细胞型星形细胞瘤

　　Ⅱ级星形细胞瘤平扫呈圆形或椭圆形等或低密度区,边界常清楚,但可见局部或弥漫性浸润生长,15 %～20 %的有钙化及出血,增强扫描一般不强化。Ⅲ～Ⅳ级肿瘤多呈高、低或混杂密度的囊性肿块,可有斑点状钙化和瘤内出血,肿块形态不规则,边界不清,占位效应和瘤周水肿明显,增强扫描多呈不规则环形伴壁结节强化,有的呈不均匀性强化(图 7-10,图 7-11)。

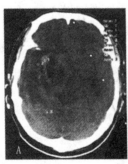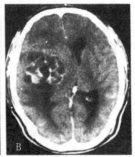

图 7-10　Ⅲ级星形细胞瘤

注:男性患者,26 岁,因头昏 1 个月、癫痫发作 2 d 来院就诊,行 CT 扫描示左侧颞叶片状不规则高低混杂密度囊性
肿块,边界不清,增强扫描呈不规则环形伴壁结节强化。手术病理为Ⅲ级星形细胞瘤

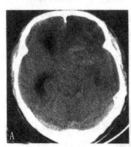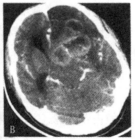

图 7-11　胶质母细胞瘤

注:男性患者,17 岁,因头痛 2 个月来院就诊,CT 示左额叶密度不均肿块影,边界不清,中心及周围低密度,侧脑
室受压变形,中线结构向右移位,增强扫描呈环状中度不均强化肿块影,环形欠规则,厚薄不均,内为不均低密
度,病灶前较大低密度水肿区。手术病理为胶质母细胞瘤

(三)鉴别诊断

(1)脑梗死:同Ⅱ级星形细胞瘤相鉴别。一般脑梗死与相应供血血管的区域形态相似,如楔形、扇形、底边在外的三角形等,无或有轻微占位效应,并且 2 周后增强扫描可见小斑片状或结节状强化。

(2)脑脓肿:有相应的临床症状,增强扫描厚壁强化较明显。

(3)转移瘤一般多发,有明显的水肿。

(四)特别提示

CT 对星形细胞瘤诊断价值有限,MRI 对颅内病变显示尤为清晰,并可以多方位、多参数成像,应补充 MRI 检查。

二、脑膜瘤

(一)病理和临床概述

脑膜瘤多见于中年女性,起源于蛛网膜粒帽细胞,多居于脑外,与硬脑膜粘连。好发部位为矢状窦旁、脑凸面、蝶骨嵴、嗅沟、桥小脑角区、大脑镰和小脑幕等,少数肿瘤位于脑室内。肿瘤包膜完整,多由脑膜动脉供血,血运丰富,常有钙化,少数有出血、坏死和囊变。组织学分为上层型、纤维型、过渡型、砂粒型、血管瘤型等十五型。脑膜瘤以良性常见,少部分为恶性,侵袭性生长。

(二)诊断要点

平扫肿块呈等或略高密度,常见斑点状钙化。多以广基底与硬膜相连,类圆形,边界清楚,瘤周水肿轻或无,静脉或静脉窦受压时可出现中度或重度水肿。颅板侵犯引起骨质增生或破坏。增强扫描呈均匀性显著强化(图 7-12)。

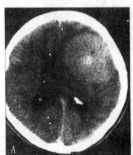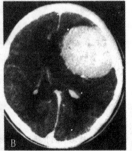

图 7-12　纤维型脑膜瘤

注:CT 检查显示肿瘤为卵圆形,均匀略高密度灶,与硬脑膜相连,邻近脑沟消失,有白质受压征,增强后明显均匀强化。手术病理为纤维型脑膜瘤

少数恶性或侵袭性脑膜瘤可以侵犯脑实质及局部骨皮质,但仍基于局部脑膜向内、外发展。

(三)鉴别诊断

(1)转移瘤:一般有大片裂隙样水肿及多发病变,较容易鉴别。

(2)胶质瘤:一般位于脑内,与脑膜有关系者,可见与窄基相接,增强强化不如脑膜瘤明显。

(3)神经鞘瘤:位于桥小脑角区时较难鉴别,但 MRI 有较大意义。

（四）特别提示

CT 对该病有较好的诊断价值，但显示与脑膜的关系不如 MRI。

三、垂体瘤

（一）病理和临床概述

垂体瘤绝大多数为垂体腺瘤。按其是否分泌激素可分为非功能性腺瘤和功能性腺瘤。直径小于 10 mm 为微腺瘤，大于 10 mm 为大腺瘤。肿瘤包膜完整，较大肿瘤常因缺血或出血而发生坏死、囊变，偶可钙化。肿瘤向上生长可穿破鞍隔突入鞍上池，向下可侵入蝶窦，向两侧可侵入海绵窦。

（二）诊断要点

肿瘤较大时，蝶鞍可扩大，鞍内肿块向上突入鞍上池，或侵犯一侧或者两侧海绵窦。肿块呈等或略高密度，内常有低密度灶，均匀、不均匀或环形强化。

局限于鞍内小于 10 mm 的微腺瘤，宜采取冠状面观察，平扫不易显示，可采取薄层增强检查，增强时呈等、低或稍高密度结节（图 7-13）。间接征象有垂体高度大于 8 mm，垂体上缘隆突，垂体柄偏移和鞍底下陷。

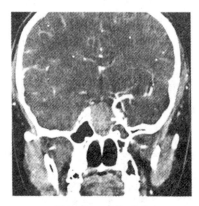

图 7-13　垂体腺瘤

注:CT 检查示垂体窝内可见类圆形稍高密度影，边界清楚，蝶鞍扩大，鞍底下陷，增强扫描肿瘤均匀强化。术后病理为垂体腺瘤

（三）鉴别诊断

（1）颅咽管瘤:位于鞍区一侧，位于鞍区时鞍底无下陷或鞍底骨质无变化。

（2）脑膜瘤:位于蝶嵴的脑膜瘤与脑膜关系密切。

（四）特别提示

注意部分垂体微腺瘤 CT 需要冠状位扫描，可以显示垂体柄偏移，正常垂体柄正中或下端可有极轻的偏斜（倾斜角为 1.5°左右），若明显偏移肯定为异常。MRI 矢状位、冠状位扫描对显示正常垂体及垂体病变有重要价值。

四、听神经瘤

（一）病理和临床概述

听神经瘤为成人常见的颅后窝肿瘤，起源于听神经鞘膜，早期位于内耳道内，以后长入桥小脑角区，包膜完整，可出血、坏死、囊变。

(二)诊断要点

头颅X射线平片示内耳道呈锥形扩大,骨质可破坏。CT示桥小脑角区等、低或高密度肿块,瘤周轻、中度水肿,偶见钙化或出血,均匀、非均匀或环形强化(图7-14)。第四脑室受压移位,伴幕上脑积水。骨窗观察内耳道呈锥形扩大。

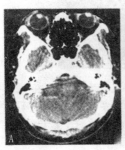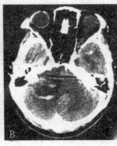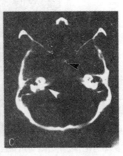

图 7-14 听神经瘤

A、B.女性患者,29岁,右侧耳鸣7个月,近来加重伴共济失调,CT扫描可见右侧桥小脑角区肿块,宽基于岩骨尖,内有大片囊变区,增强扫描实质部分明显强化;C.骨窗观察可见右侧内听道喇叭口扩大(白色箭头所指),图C"十"字所示为颈静脉孔(黑色箭头所指)

(三)鉴别诊断

1.桥小脑角区的脑膜瘤

CT骨窗观察可见内听道无喇叭口样扩大是重要征象。

2.表皮样囊肿

匍行生长、沿邻近蛛网膜下隙铸型发展、包绕其内神经和血管、无水肿等可以鉴别,MRI对诊断该疾病有很好的优势。

3.颅咽管瘤

CT可见囊实性病变伴包膜蛋壳样钙化。

4.特别提示

内听道处应薄层扫描,内耳道呈锥形扩大。高强场MRI行局部轴位、冠状位扫描可以显示位于内听道内较小的肿瘤。

五、颅咽管瘤

(一)病理和临床概述

颅咽管瘤为来源于胚胎颅咽管残留细胞的良性肿瘤,以儿童多见,多位于鞍上。肿瘤可分为囊性和实性,囊性多见,囊壁和实性部分多有钙化,常见为蛋壳样钙化。

(二)诊断要点

鞍上池内类圆形肿物,压迫视交叉和第三脑室前部,可出现脑积水。肿块呈不均匀低密度为主的囊实性改变或呈类圆形囊性灶(图7-15A),囊壁可以有蛋壳样钙化,实性部分也可以不规则钙化,呈高密度。囊壁和实性部分呈环形均匀或不均匀强化,部分颅咽管瘤呈实性(图7-15B)。

(三)鉴别诊断

垂体瘤及囊变、脑膜瘤等。

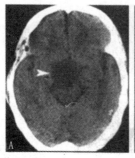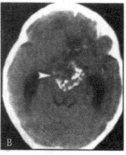

图 7-15　颅咽管瘤

A.男性患者,13 岁,头昏来院检查,CT 显示鞍上池内囊性占位,边界清楚,手术病理证实为囊性颅
咽管瘤;B.男性患者,65 岁,因双眼复视 3 年,近来数月有加重来院就诊,CT 显示鞍上池区囊实性
肿块,壁多发钙化,边界清楚,手术病理为实性颅咽管瘤

(四)特别提示

冠状位扫描更有帮助,应补充 MRI 扫描。

六、转移瘤

(一)病理和临床概述

转移瘤多发于中老年人,顶枕区常见,也见于小脑和脑干。多来自肺癌、乳腺癌、前列腺癌、肾癌和绒毛膜癌等原发灶,经血行转移而来。常为多发,易出血、坏死、囊变,瘤周水肿明显。临床上一般有原发肿瘤病史后出现突发肢体障碍或头痛等症状,也有部分患者因出现神经系统症状,经检查发现脑内转移灶后再进一步查找原发灶。

(二)诊断要点

典型征象是"小肿瘤、大水肿",部分肿瘤平扫无显示,增强扫描有明显强化后显示清晰,可以只有很小的肿瘤病灶,便可出现大片指压状水肿低密度影(图 7-16)。

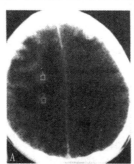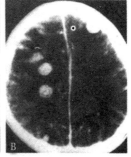

图 7-16　转移瘤

注:男性患者,68 岁,1 年前有右下肺癌手术切除病史,7 d 前无明显诱因出现头痛、呕吐,CT 检查可见双侧额顶
叶有多发类圆形结节灶,周围可见大片水肿带,增强扫描病灶明显均匀强化,边界清晰

(三)鉴别诊断

(1)脑猪囊尾蚴病:有疫区居住史,可见壁结节或钙化、脑炎,一般结合临床表现及实验室检查可以做出诊断。

(2)多发脑膜瘤:根据有无水肿及与脑膜关系可以鉴别。

(3)胶质母细胞瘤：瘤内有出血、坏死,显著不均匀强化。

(四)特别提示

要注意的是部分肿瘤只有增强扫描才能显示,MRI 显示效果要优于 CT。

七、少枝胶质瘤

(一)病理和临床概述

少枝胶质瘤多发于 30～50 岁,约占颅内肿瘤的 3 ％。以额叶、顶叶等常见,很少发生于小脑和脑桥。肿瘤发生于白质内,沿皮质灰质方向生长,常至软、硬膜,可侵及颅骨和头皮。肿瘤乏血供,多钙化,钙化常位于血管壁和血管周围。可伴囊变和出血。病理上可以分为单纯型和混合型,但影像学上难以区分。

(二)诊断要点

好发于额叶。肿瘤位置一般较表浅,位于皮质灰质或灰质下区,边界清楚或不清楚。肿瘤内囊变及钙化使密度不均匀,呈高、低混杂密度。钙化多为条带状、斑块状及大片絮状,囊变可以单或多囊,少见出血。瘤周水肿及占位效应较轻(图 7-17)。

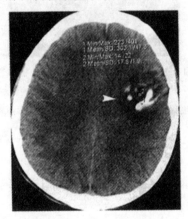

图 7-17 少枝胶质瘤

注:男性患者,42 岁,癫痫偶发 1 年,发作间隔缩短为 2 个月,CT 显示左侧额叶边界清楚肿瘤,内可见条片状钙化,钙化 CT 值约为 303 Hu,占位效应轻微。手术病理结果为少枝胶质瘤

(三)鉴别诊断

1.星形细胞瘤

星形细胞瘤常位于脑白质及其深部,而少枝胶质瘤位于脑表浅皮质和皮质灰质下区。

(四)特别提示

需要注意的是与一般钙化和血管畸形的钙化相鉴别。MRI 显示软组织肿瘤的效果要优于 CT,但显示钙化的效果较差。

八、室管膜瘤

(一)病理和临床概述

室管膜瘤为发生于脑室壁与脊髓中央管室管膜细胞的神经上皮瘤,多发于儿童及青少年,占颅内肿瘤的1.9 ％～7.8 ％,占小儿颅内肿瘤的 13 ％,男女比例约为 3∶2。室管膜瘤为中等恶性程度肿瘤,多于术后通过脑脊液种植转移。发病部位以第四脑室底部最为常见,其次为侧脑室、第三脑室、脊髓、脑实质。临床表现因肿瘤生长部位不同而异。一般有颅内高压、抽搐、视野缺损等,幕下肿瘤还可伴有共济失调。

(二)诊断要点

幕下室管膜瘤为等、稍低密度软组织肿块,有时可以在肿瘤周围见到残存第四脑室及瘤周水肿,呈低密度环状影。CT 可以显示瘤内钙化及出血,钙化约占一半,呈点状或位于瘤周。增强扫描肿瘤有轻至中度强化(图 7-18)。

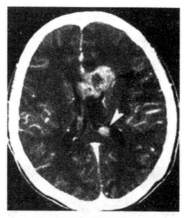

图 7-18　侧脑室内室管膜瘤伴种植转移

注:男性患者,19 岁,因头昏 1 个月、抽搐 1 天就诊,CT 扫描可见左侧侧脑室肿块,瘤内有囊变,左侧侧脑室体部后壁可见一结节灶。增强扫描肿块及结节有明显强化。手术病理为侧脑室内室管膜瘤伴种植转移

(三)鉴别诊断

(1)髓母细胞瘤:一般位于幕下,应行 MRI 矢状位扫描,可显示发生部位为小脑蚓部。

(2)毛细胞型星形细胞瘤。

(四)特别提示

MRI 矢状位及冠状位扫描显示肿瘤与第四脑室关系非常有优势,对诊断有重大价值。

九、髓母细胞瘤

(一)病理和临床概述

髓母细胞瘤好发于颅后窝,以小脑蚓部最常见,多发于男性儿童,约占儿童颅后窝肿瘤的18.5 %。髓母细胞瘤为原始神经外胚层瘤,恶性程度较高。一般认为起源于生殖中心的胚胎残余细胞,位于小脑蚓部或下髓帆,再向下生长而填充枕大池。本病起病急,病程短,患者多在三个月内死亡。

(二)诊断要点

平扫为边缘清楚的等或稍高密度肿瘤,周边可见低密度第四脑室影(图 7-19)。增强扫描主要呈中等或轻度强化,少部分可以明显强化或不强化。

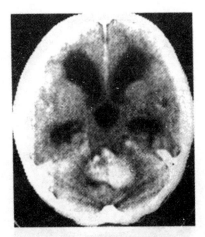

图 7-19　髓母细胞瘤

注:3 岁患者,因呕吐,步态不稳 2 周就诊,CT 增强扫描可见第四脑
室内肿块,有中等均匀强化。手术病理为髓母细胞瘤

(三)鉴别诊断

同第四脑室室管膜瘤、毛细胞型星形细胞瘤等鉴别。

(四)特别提示

MRI 矢状位及冠状位扫描显示肿瘤与第四脑室关系非常有优势,对诊断有重大价值。

十、原发性淋巴瘤

(一)病理和临床概述

中枢神经系统原发性淋巴瘤是相对罕见的颅内肿瘤,占颅内原发瘤的 0.8 ％～1.5 ％,均为非霍奇金淋巴瘤。但近年来由于获得性免疫缺陷综合征(AIDS)及器官移植术后服用大量免疫抑制药的患者增多,淋巴瘤的发生率逐年增高。原发性淋巴瘤恶性程度高,病程短,如不及时治疗,患者将会在短期内死亡。因此,早期诊断意义重大。其好发于额叶、颞叶、基底核区、丘脑,也可以发生于侧脑室周围白质、胼胝体、顶叶、三角区、鞍区、小脑半球及脑干。临床表现无特异性,主要有:①基底部脑膜综合征,头痛、颈项强直、脑神经麻痹及脑积水等,脑脊液检查可见瘤细胞;②颅内占位症状,癫痫、精神错乱、痴呆、乏力及共济失调等。

(二)诊断要点

平扫大多数为稍高密度肿块,也可以表现为等密度,一般密度均匀,呈圆形或类圆形,边界多数较清楚或呈浸润性生长使边界欠清。瘤内囊变、出血、钙化相对少见。肿瘤可以单发亦可以多发,大小不等。病灶占位效应轻微,瘤周水肿轻或中等(图 7-20)。

继发于 AIDS 或其他免疫功能缺陷时,病理上常有瘤中心坏死,CT 表现为低密度灶。增强扫描肿瘤大多数均匀强化,少数形态不规则、边界不清、强化不均匀。沿室管膜种植转移者可见室管膜不均匀增厚并明显强化,侵及脑膜者亦如此。AIDS 患者,病灶可见低密度环形强化。

(三)鉴别诊断

(1)继发性淋巴瘤:临床上有 AIDS 或器官移植史,一般难以鉴别。

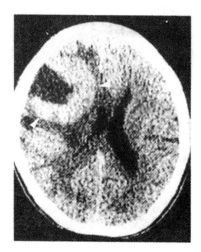

图 7-20　原发性淋巴瘤

注:男性患者,36 岁,因头痛 1 周来院就诊,CT 平扫见右侧额叶巨大肿块,呈类圆形稍
高密度,中央有低密度影,宽基于脑膜。手术病理为原发性淋巴瘤

(2)转移瘤:多发,大片水肿。

(3)其他:需要鉴别的还有星形细胞瘤、脑膜瘤等。

(四)特别提示

CT 与 MRI 均可以作为首选方法,但 MRI 增强扫描时剂量增加后可以显示小病变,T_2 加
权像(T_2WI)显示瘤周水肿效果非常好。

十一、血管网状细胞瘤

(一)病理和临床概述

血管网状细胞瘤系起源于内皮细胞的良性肿瘤,占中枢神经系统原发性肿瘤的
1.1 ％～2.4 ％。好发于小脑,亦见于延髓及脊髓,罕见于幕上。可发生于任何年龄,以中年男
性多见。病理上常为囊性,含实性壁结节,壁结节常靠近软脑膜,以便接受血供。实性者常为
恶性,预后较差。临床症状较轻微或呈间歇性,有头痛、头晕、呕吐、眼球震颤、言语不清等
症状。

(二)诊断要点

平扫时囊性肿瘤表现为均匀低密度灶,囊液内因含蛋白质及血液,密度较脑脊液稍高,囊
性肿瘤的壁结节多为等或稍低密度(图 7-21A)。增强后囊性肿瘤壁不强化或轻度强化,壁结
节明显强化(图1-21B)。

实性肿瘤多为等或稍低密度混杂灶,呈轻度或中度强化。

(三)鉴别诊断

囊性肿瘤需要与星形细胞瘤、脑脓肿、转移瘤相鉴别。实性肿瘤需要与星形细胞瘤等相
鉴别。

(四)特别提示

CT 平扫不容易发现壁结节,增强效果较好,但与 MRI 比较应以后者为首选方法,MRI 增
强多方位扫描,显示壁结节效果极佳。

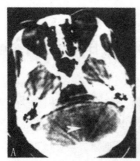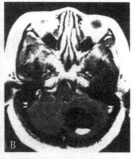

图 7-21　血管网状细胞瘤

A.男性患者,48 岁,因头痛、呕吐及共济失调来院就诊,CT 平扫左侧小脑半球可见囊性灶,边界及壁结节显示欠清。手术病理为血管网状细胞瘤。B.与前者为同一患者,MRI 增强显示囊性灶,壁轻微强化,后壁上有明显强化的壁结节

第六节　脱髓鞘疾病的 CT 诊断

一、病理和临床概述

脱髓鞘疾病是一组以神经组织髓鞘脱失为主要病理改变的疾病,可分为原发性和继发性两类。多发性硬化是继发性脱髓鞘疾病中最常见的一种,病因不明,以脑室周围髓质和半卵圆中心多发性硬化斑为主要症状,也见于脑干、脊髓和视神经。20～40 岁女性多见,临床上呈多灶性脑损害,或伴有视神经和脊髓症状,病程缓解与发作交替且进行性加重。

二、诊断要点

侧脑室周围和半卵圆中心显示多灶性低或等密度区,也见于脑皮质、小脑、脑干和脊髓,多无占位效应。活动期病灶有强化,激素治疗后或慢性期无强化。

三、鉴别诊断

(一)老年脑

老年脑可以出现脑白质变化,但正常老年人无多发硬化的临床表现,且 60 岁以后很少发病。

(二)系统性红斑狼疮(SLE)

患者有时脑白质改变类似多发硬化,但脑室周围白质变化较重,外周部分白质变化较轻,常伴脑皮质萎缩。

四、特别提示

MRI 对硬化斑的显示远较 CT 敏感,尤其是在小脑和脑干。激素治疗效果较好。MRI 矢状面上有特征表现,病灶呈条状,垂直于侧脑室。硬化斑 T_1 加权像(T_1WI)呈稍低或等信号,T_2WI 和水抑制像均呈高信号。

第七节　颅脑外伤的CT诊断

颅脑外伤是脑外科常见病,为年轻人死因第一位。颅脑外伤多由直接暴力所致,极少可由间接暴力引起。因受力部位不同和外力类型、大小、方向不同,可造成不同程度的颅内损伤,如脑挫裂伤、脑内出血、脑外出血等,脑外出血又包括硬膜外、硬膜下和蛛网膜下隙出血。急性脑外伤病死率高。自CT应用以来,脑外伤诊断水平不断提高,极大降低了病死率和病残率。

一、脑挫裂伤

(一)病理和临床概述

脑挫裂伤是临床最常见的颅脑外伤之一,包括脑挫伤和脑裂伤。脑挫伤是指在外力作用下,脑组织发生局部静脉淤血、脑水肿、脑肿胀和散在的小灶性出血。脑裂伤则是指脑膜、脑组织或血管撕裂。二者常合并存在,故统称为脑挫裂伤。

(二)诊断要点

CT表现为低密度脑水肿区内散布斑点状高密度出血灶。小灶性出血可以互相融合,病变小而局限时可以没有占位效应,但病变广泛者可以有占位征象(图7-22)。

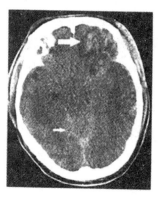

图7-22　颅脑外伤2 h后CT检查

注:大箭头所示为左额叶挫裂伤,小箭头所示为小脑上池蛛网膜下隙出血

早期低密度水肿不明显,随着时间推移,水肿区逐渐扩大,第3～5日达到高峰,以后出血灶演变为低密度,最终形成软化灶。

(三)鉴别诊断

(1)部分容积效应,前颅底骨可能因部分容积效应而出现脑额叶高密度影,但薄层扫描后消失。

(2)出血性脑梗死,有相应的临床表现和病史。

(四)特别提示

CT可以快速诊断,病变小者如治疗及时一般能痊愈,没有或很少有后遗症。病变较大者形成软化灶。

二、脑内血肿

(一)病理和临床概述

外伤性脑内血肿约占颅内血肿的 5 %,多发生于额、颞叶,即位于受力点或对冲部位脑表面区,与高血压性脑出血好发位置不同。绝大多数为急性血肿且伴有脑挫裂伤和(或)急性硬膜下血肿。少数为迟发血肿,多于伤后 48~72 h 复查 CT 时发现。

(二)诊断要点

CT 表现为边界清楚的类圆形高密度灶(图 7-23)。血肿进入亚急性期时呈等密度,根据占位效应和周围水肿,结合外伤史,CT 仍能诊断。

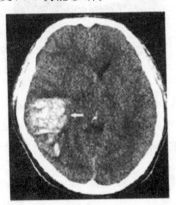

图 7-23　脑内血肿

注:颅脑急性外伤后 6 小时行 CT 检查,可见右颞脑内血肿,周边可见低密度水肿带,右侧侧脑室受压变形,中线结构左移

(三)鉴别诊断

主要与高血压性脑出血鉴别,根据有无外伤史很容易鉴别。

(四)特别提示

CT 可以快速诊断,如果血肿较大,可以进行立体定向血肿穿刺抽吸术。如外伤后 CT 扫描有进行性意识障碍者应及时进行 CT 复查,以排除迟发性血肿。

三、硬膜外血肿

(一)病理和临床概述

硬膜外血肿位于颅骨内板与硬膜之间,临床常见,占 30 %。主要是脑膜血管破裂所致,脑膜中动脉常见,血液聚集硬膜外间隙。硬膜与颅骨内板粘连紧密,故血肿较局限,呈梭形。临床表现因血肿大小、部位及有无合并伤而异。典型表现为外伤后昏迷、清醒、再昏迷。此外,有颅内压增高表现,严重者可出现脑疝。

(二)诊断要点

CT 表现为颅板下见局限性双凸透镜形、梭形或半圆形高密度灶(图 7-24),多数密度均匀,但亦可不均匀,呈高、等混杂密度影,主要是新鲜出血与血凝块收缩时析出的血清混合所致。

硬膜外血肿多位于骨折附近,一般不跨越颅缝。跨越者常以颅缝为中心呈"3"形。

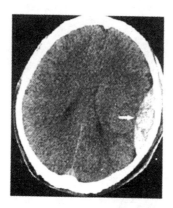

图 7-24　硬膜外血肿

注:颅脑外伤后 3 小时行 CT 检查,左颞可见梭形高密度影,手术证实为硬膜外血肿

(三)鉴别诊断

主要与高血压性脑出血鉴别,根据有无外伤史很容易鉴别。

(四)特别提示

CT 对硬膜外血肿具有很重要的诊断价值,应注意的是硬膜外血肿一般伴有局部颅骨骨折。

四、硬膜下血肿

(一)病理和临床概述

硬膜下血肿是位于硬膜与蛛网膜之间的血肿,临床常见,占颅内血肿的 40 %,主要由静脉窦损伤出血所致,血液聚集于硬膜下腔,沿脑表面分布。急性期是指外伤后 3 d 内发生的血肿,约占硬膜下血肿 70 %,病情多较危重,常有意识障碍;亚急性期是指外伤后 4 d~3 周发生的血肿,约占硬膜下血肿的 5 %,原发损伤一般较轻,出血较慢,血肿形成较晚,临床表现较急性者出现晚且轻;慢性期是指外伤后 3 周以上发生的血肿,约占 20 %。慢性硬膜下血肿并非急性或亚急性硬膜下血肿的迁延,而是有其自身的病理过程,可为直接损伤或间接的轻微损伤,易忽略,好发于老年人,为脑萎缩使脑表面与颅骨内板间隙增宽、外伤时脑组织在颅腔内移动度较大所致血管断裂出血。慢性硬膜下血肿常不伴有脑挫裂伤,为单纯性硬膜下血肿。患者症状轻微,多于伤后数周或数月出现颅内压增高、神经功能障碍及精神症状。

(二)诊断要点

急性期见颅板下新月形或半月形高密度影,常伴有脑挫裂伤或脑内血肿,脑水肿和占位效应明显(图 7-25)。亚急性期表现为颅板下新月形或半月形高、等密度或混杂密度区,1 周后可变为等密度;慢性期表现为颅板下新月形或半月形低密度、等密度、高密度或混杂密度区。血肿的密度和形态与出血时间、血肿大小、吸收情况及有无再出血有关。

(三)鉴别诊断

主要与硬膜外血肿鉴别,硬膜下血肿呈新月形,可以跨越颅缝。

(四)特别提示

CT 对急性硬膜下血肿诊断很有价值,但对亚急性、慢性硬膜下血肿却显示欠佳。血液因有顺磁性,所以在 MRI 下显示非常清楚,应进一步行 MRI 检查。

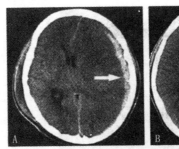
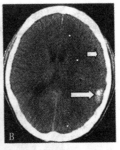

A.颅脑外伤 5 h 后行 CT 检查,可见左侧额、颞、顶颅板下新月形高密度影,手术证实为硬膜下血肿;B.1 周前有颅脑外伤史的患者,CT 检查发现左侧额、颞、顶颅板下新月形等密度影(小箭头),部分高密度影(长箭头)为新鲜出血,手术证实为慢性硬膜下血肿伴少量新鲜出血

图 7-25　硬膜下血肿

五、外伤性蛛网膜下隙出血

(一)病理和临床概述

外伤性蛛网膜下隙出血,是外伤使蛛网膜小血管破裂所致,多位于大脑纵裂和脑底池。脑挫裂伤是外伤性蛛网膜下隙出血的主要原因,两者常并存。

(二)诊断要点

CT 表现为脑沟、脑池内密度增高影,可呈铸型。大脑纵裂出血多见,形态为中线区纵行窄带形高密度影。出血亦见于外侧裂池、鞍上池、环池、小脑上池或脑室内。蛛网膜下隙出血一般 7 天左右被吸收。

(三)鉴别诊断

结核性脑膜脑炎,根据近期外伤史和临床症状容易鉴别。

(四)特别提示

CT 在急性期显示较好,积血一般数日后消失。伤后 5～7 d,CT 难以显示,血液因有顺磁性,所以在 MRI 下显示非常清楚,故应行 MRI 检查。

六、硬膜下积液

(一)病理和临床概述

硬膜下积液又称硬膜下水瘤,占颅脑外伤的 0.5 %～1 %,是外伤致蛛网膜撕裂,裂口形成活瓣,脑脊液聚积所致。可因出血而成为硬膜下血肿。临床上可无症状,也可有颅内压增高的表现。

(二)诊断要点

颅骨内板下方呈新月形均匀低密度区,密度与脑脊液相似,多位于双侧额部。纵裂硬膜下积液表现为纵裂池增宽,大脑镰旁为脑脊液样低密度区(图 7-26)。

(三)鉴别诊断

老年性脑萎缩,根据年龄情况和其他部分脑实质有无萎缩等情况可以鉴别。

(四)特别提示

CT 诊断硬膜下积液时应结合临床病史及年龄等因素。

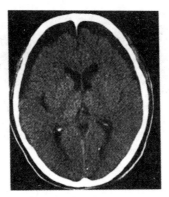

图 7-26　硬膜下积液

注:颅脑外伤 7 d 后 CT 复查,双侧额、颞部颅骨内板下可见新月形低密度影,为硬膜下积液

第八节　新生儿脑病的 CT 诊断

新生儿脑病主要包括新生儿窒息性脑病和新生儿颅内出血。

一、新生儿窒息性脑病

(一)病理和临床概述

新生儿窒息性脑病即新生儿围生期呼吸或呼吸功能不全引起的缺氧性脑病,原因可为胎儿宫内窒息和临产期窒息。

(二)诊断要点

缺氧性脑病分为 3 种程度。①轻度:脑内散在低密度灶,范围不超过两个脑叶,无占位效应。②中度:低密度灶范围超过两个脑叶(图 7-27),未累及全部大脑,脑沟和脑池变窄,可合并颅内出血。③重度:两侧大脑弥漫性低密度灶,脑皮质、髓质间界限不清,脑室变窄,伴有颅内出血和脑外积水。

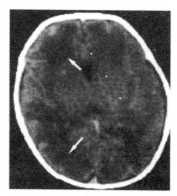

图 7-27　新生儿窒息性脑病

注:新生儿脐带绕颈的患者,CT 平扫可见弥漫性脑水肿(箭头所示),诊断为新生儿窒息性脑病

(三)鉴别诊断

一般无须鉴别。

（四）特别提示

MRI 检查更有帮助。

二、新生儿颅内出血

（一）病理和临床概述

新生儿颅内出血主要由产伤或窒息引起。出血可位于硬膜外、蛛网膜下隙、脑室或脑实质内。室管膜下出血多位于尾状核头部,因为该区残留的胚胎性毛细血管易破裂出血。脑室和蛛网膜下隙出血易引起梗阻性或交通性脑积水。

（二）诊断要点

新生儿颅内出血表现与外伤或自发性出血相似,在脑实质内见高密度影。

（三）鉴别诊断

一般无须鉴别。

（四）特别提示

CT 检查可以快速诊断,具有较大优势。

第九节　先天性畸形的 CT 诊断

先天性畸形种类很多,仅分述如下几种。

一、胼胝体发育不全

（一）病理和临床概述

胼胝体发育不全是较常见的颅脑发育畸形,包括胼胝体完全缺如和部分缺如,常合并脂肪瘤。

（二）诊断要点

侧脑室前角扩大、分离,体部距离增宽,并向外突出,三角部和后角扩大,呈"蝙蝠翼"状。第三脑室扩大并向前上移位于分离的侧脑室之间,大脑纵裂一直延伸到第三脑室顶部。合并脂肪瘤时可见纵裂池为负 CT 值,伴边缘钙化。

（三）鉴别诊断

一般无须鉴别。

（四）特别提示

MRI 可以多方位成像,并且矢状位和冠状位显示胼胝体非常清楚,所以对该病诊断有重要意义。

二、阿诺德-基亚里畸形

（一）病理和临床概述

阿诺德-基亚里畸形又称小脑扁桃体下疝畸形,系后脑的发育异常。小脑扁桃体变尖延长,经枕大孔下疝入颈椎管内,可合并延髓和第四脑室下移、脊髓空洞和幕上脑积水等。

（二）诊断要点

CT 主要表现为幕上脑积水,椎管上端后部类圆形软组织为下疝的小脑扁桃体。X 射线平片可显示颅、颈部的畸形。

(三)鉴别诊断

一般无须鉴别。

(四)特别提示

MRI 可以多方位成像,并且矢状位显示脑干、延髓与枕大孔关系及颈髓内部结构非常清楚,所以对该病诊断有重要意义。

三、脑面血管瘤病

(一)病理和临床概述

脑面血管瘤病又称斯德奇-韦伯综合征,属于先天性神经皮肤血管发育异常疾病,与神经外胚层和血管中胚层组织发育障碍有关。主要病理改变为颅内血管畸形、颜面三叉神经分布区皮肤血管痣及眼球脉络膜血管畸形。脑的基本病变为覆盖皮质灰质表面的软脑膜血管异常瘤样改变,好发于枕叶或顶枕叶、额叶或颞极,并可以导致血管闭塞、脑组织缺血、萎缩等改变。临床表现主要为癫痫,部分患者伴偏瘫、不同程度智力低下。颜面部沿三叉神经分布的血管痣常与颅内血管瘤同侧。

(二)诊断要点

CT 主要表现为枕叶或顶枕叶、额叶或颞极不规则斑片状高密度影或斑点状钙化,局部可伴发脑萎缩或广泛脑萎缩改变(图 7-28)。少数病例增强后可以看到钙化部位及周围不规则的轻微脑皮质强化。

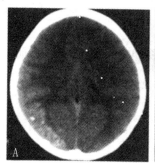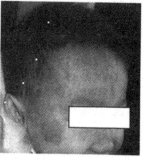

图 7-28　脑面血管瘤病

A.男性患者,4 岁,因癫痫发作来院就诊,CT 显示右侧顶枕叶皮质灰质区密度增高,脑回可见多发斑点状钙化;B.与前图同一患者,可见患者右侧三叉神经分布区大片红色血管痣,结合 CT 脑内表现,诊断为脑面血管瘤病

(三)鉴别诊断

一般无须鉴别。

(四)特别提示

CT 对钙化显示效果较 MRI 好,结合临床上三叉神经分布区颜面部血管痣,对该病诊断有重要意义。

第八章　消化系统疾病的 CT 诊断

第一节　正常消化系统及实质脏器的 CT 表现

一、食管

食管大部分被脂肪包绕,在胸部 CT 横断面图像呈圆形软组织阴影,位于胸椎及胸主动脉前方区域。充分扩张的食管壁厚度约为 3 mm,大于 5 mm 为异常改变。胃食管连接部管壁较厚,不要误诊为病变。约 50 % 的食管 CT 检查时显示食管内含有气体,气体应位于中央。

二、胃

胃体积较大,应常规做空腹准备,检查前口服 800～1 000 mL 清水,使胃充分扩张。胃壁厚度因扩张程度而异,充分扩张时正常胃壁厚度不超过 5 mm,且整个胃壁均匀一致。如胃充盈时胃壁厚度大于 10 mm,多提示异常。正常贲门及瘘部胃壁较厚,有时形成假肿块,需注意鉴别。

三、小肠及结肠

CT 能较好显示结肠内结构及肠壁厚度,小肠充盈时管腔直径为 2～3.5 cm,结肠壁厚 1～3 mm。肠梗阻 CT 诊断的敏感性、特异性均为最佳。若小肠扩张时肠襻壁厚度大于 2 mm、结肠壁厚度超过 5 mm,亦可考虑异常。

四、肝脏

肝脏是人体最大的实质脏器,大部分位于右上腹部,分为左、右两叶。肝脏有肝动脉、门静脉双重血供,两支血管进入肝门称第一肝门,分别发出不同分支经小叶间动脉、门静脉汇入肝血窦,混合成静脉血液;再经中心静脉、小叶下静脉汇合成肝左、中、右三条静脉,自肝顶(第二肝门)汇入下腔静脉。其中,门静脉、肝动脉进肝后与胆道共同组成 Glisson 系统。

肝脏 CT 扫描呈密度均匀软组织影,CT 值为 40～60 Hu,高于脾胰密度,平扫肝脏见低密度线状、分支状结构,为门静脉和肝动脉分支。增强扫描后肝脏组织呈均匀强化,肝门和肝韧带表现为低密度。螺旋 CT 动态增强扫描时,动脉期见肝动脉显影,门脉期则见门静脉显影。肝脏轮廓的形态结构依层面不同而不同(图 8-1)。

肝段的概念:依肝外形简单分叶远不能满足肝内占位性病变定位诊断和手术治疗的需要,1954 年奎诺(Couinaud)根据 Glisson 系统的分布,把肝脏分为左、右半肝,五叶和八段,具体包括段Ⅰ(尾状叶)、段Ⅱ(左外叶上段)、段Ⅲ(左外叶下段)、段Ⅳ(左内叶)、段Ⅴ(右前叶下段)、段Ⅵ(右后叶下段)、段Ⅶ(右后叶上段)、段Ⅷ(右前叶上段)。

五、胆管

胆囊位置、大小及形态变异大,正常时位于肝左内叶下方胆囊窝内,胆汁密度接近水的密度。胆囊边缘清晰,壁薄,厚 1～2 mm。左右肝管在肝门部汇合成肝总管,胆囊管汇入肝总管后延续成胆总管,胆总管直径一般为 4～6 mm。

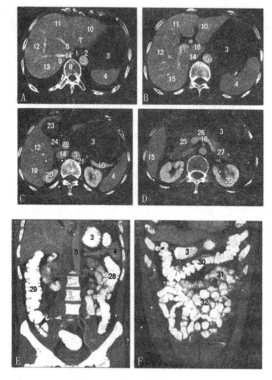

图 8-1　肝脏及毗邻关系

1.食管;2.贲门;3.胃;4.脾脏;5.腹主动脉;6.第 10 胸椎;7.肝左静脉;8.肝中静脉;9.肝右静脉;10 左外叶;
11.左内叶;12.右前叶;13.右后叶上段;14.下腔静脉;15.右后叶下段;16.尾状叶;17.门静脉右支;18.脾静
脉;19.右后叶下段;20.肾脏;21.左侧肾上腺;22.门静脉;23.胆囊;24.十二指肠;25.胰头;26.胰体;27.胰尾;
28.降结肠;29.升结肠;30.横结肠;31.空肠;32.回肠

六、脾脏

　　脾脏位于左上腹后方,上方为横膈,外接胸壁,内侧为胃底。脾脏前部较细,后部较饱满,内缘多呈轻微波浪状或分叶状。脾脏大小个体差异较大,在横断位正常脾脏长径不超过 10 cm,短径不超过 6 cm(一般脾大指前、后径大于 5 个肋单位)。脾脏 CT 值低于肝脏,平均为 49 Hu。增强扫描动脉期呈花斑样强化,门脉期后脾脏呈均匀强化。脾动脉走行于胰腺上方,脾静脉走行于胰体尾部后方。

七、胰腺

　　胰腺位于上腹部腹膜后,胰尾紧贴脾门,胰体在中线,胰头位于肝尾叶下方十二指肠弯内,胰头向内延续形成钩突,肠系膜上动静脉位于钩突前方。脾静脉总是沿胰体尾后方走行。胰腺大小因人而异,一般胰头 3 cm,胰体 2.5 cm,胰尾 2 cm,胰腺实质体积随年龄增加而缩小。胰腺实质内有主副胰管,主胰管从尾部贯穿体、颈部及部分头部,与胆总管汇合开口于十二指肠大乳头,副胰管主要引流胰头腹侧胰液,开口于十二指肠小乳头。

第二节　消化系统基本病变的 CT 表现

一、胃肠道 CT 异常征象

①管壁局限性增厚或肠腔内形成肿块,平扫表现为等低不均匀密度,增强扫描实质病灶有轻度、中等或明显强化,密度均匀或不均匀;②局部壁与对侧相应段管腔凹入,形成袖口样狭窄或苹果核样改变;③局部壁龛影或溃疡形成,局部口部形成火山口样;④小肠及结肠肿瘤常引起肠梗阻。

二、实质脏器 CT 异常征象

病变常引起肝、脾、胰等实质脏器形态、大小、密度的改变,如肿瘤、炎症,平扫多为单发或多发低密度灶,良性病变边缘较清,恶性病变边缘不光整或模糊。病变内常见更低密度囊变坏死区,如肝脓肿。病变内也可出现高密度影,如出血、钙化及肝内胆管结石。富血供病变,如肝细胞癌、局灶性结节增生,增强扫描动脉期明显强化;海绵状血管瘤充填性强化;肝囊肿不强化。

第三节　食管常见疾病的 CT 诊断

一、食管裂孔疝

(一)病理和临床概述

食管裂孔疝指腹腔内脏器通过膈肌食管裂孔进入胸腔,疝入内脏(多为胃)。病因分先天性及后天性,以后天性多见。依据其形态可分为短食管型食管裂孔疝、滑动型食管裂孔疝、食管旁食管裂孔疝及混合型食管裂孔疝。临床有胃食管反流、消化道溃疡等症状。

(二)诊断要点

膈肌食管裂孔增大,膈上见腹腔内疝入脏器,即疝囊,如为胃疝入,则可见胃黏膜阴影(图8-2)。

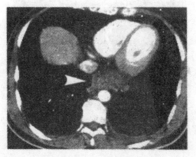

图 8-2　食管裂孔疝

CT 检查显示食管胃环扩大,胃囊疝入胸腔

（三）鉴别诊断

食管变异、横膈裂孔，行钡剂造影即可鉴别。

（四）特别提示

钡剂造影是本病的主要诊断依据，CT在该病发生胃扭转时可提供有价值的影像。

二、食管良性肿瘤

食管良性肿瘤主要为食管平滑肌瘤。

（一）病理和临床概述

食管良性肿瘤起源于食管肌层，为黏膜下壁内肿瘤，肿瘤质硬，呈膨胀性生长，有包膜，好发于食管中下段。临床表现病程较长，症状多不显著，主要为胸骨后不适或喉部异物感。

（二）诊断要点

食管壁肿块，圆形或椭圆形，向腔内或腔外生长，外缘光滑，密度均匀，增强后均匀强化。

（三）鉴别诊断

食管癌、食管平滑肌肉瘤，肉瘤一般较大，容易出现出血坏死。

（四）特别提示

一般病程长，不影响进食。CT检查意义在于发现邻近结构的侵犯情况。

三、食管癌

（一）病理和临床概述

食管癌为我国最常见的恶性肿瘤之一，与多种因素有关，如饮酒过量、亚硝胺、真菌毒素、遗传因素等。好发于食管中下段，以鳞状上皮癌多见。据病理解剖及X射线表现可将食管癌分为蕈伞型、浸润型、髓质型及溃疡型食管癌。持续性进行性吞咽困难为其典型临床表现。

（二）诊断要点

1.管壁增厚

早期为偏心性，进一步发展为整个管壁增厚，黏膜破坏，相应段管腔狭窄，龛影形成；局部形成软组织肿块，增强扫描肿瘤中等强化（图8-3）。

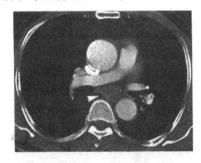

图8-3　食管癌

注：CT检查显示食管中段管壁明显增厚，局部形成软组织肿块，相应段管腔狭窄

2.侵犯食管周围结构

侵犯食管周围结构表现为周围脂肪间隙模糊消失，侵犯气管表现为食管-气管瘘形成，可伴有纵隔淋巴结增大。

(三)鉴别诊断

与食管平滑肌瘤鉴别,平滑肌瘤边缘规则,周围黏膜不是破坏而是受压改变。

(四)特别提示

食管癌一般行食管钡剂造影即可,CT 检查主要判断食管癌的病变范围及壁外侵犯情况。

第四节　肝脏常见疾病的 CT 诊断

一、肝囊肿
(一)病理和临床概述

肝囊肿是比较常见的良性疾病,根据发病原因不同,可将其分为非寄生虫性肝囊肿和寄生虫性肝囊肿。前者又分为先天性肝囊肿和后天性肝囊肿(如创伤、炎症性和肿瘤性,又称为假性囊肿)。以先天性肝囊肿最常见,先天性肝囊肿起源于肝内迷走的胆管或由肝内胆管和淋巴管在胚胎期发育障碍所致,可单发或多发,肝内有两个以上囊肿者称为多发性肝囊肿。有些病例两肝散在大小不等的囊肿,又称为多囊肝,通常并存有肾、胰腺、脾、卵巢及肺等部位囊肿。本节主要讨论先天性肝囊肿。临床一般无表现,巨大囊肿可压迫肝和邻近脏器产生相应症状(图 8-4)。

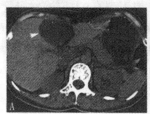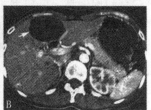

图 8-4　先天性肝囊肿

A.CT 平扫可见左侧肝叶呈低密度囊性改变,张力较高;B.CT 增强扫描显示左侧肝叶囊性病变,未见强化

(二)诊断要点

CT 上表现为单个或多个、圆形或椭圆形、密度均匀、边缘光滑的低密度区,CT 值接近于水。合并出血或感染时密度可以增高,增强后囊肿不强化。

(三)鉴别诊断

囊性转移瘤、肝包虫囊肿,肝囊肿无强化,密度均匀可鉴别。

(四)特别提示

肝囊肿的诊断和随访应首选 B 型超声波检查,其敏感度和特异性高。对于疑难病例,可选用 CT 或 MRI。其中,MRI 对小囊肿的准确率最高,CT 因部分容积效应有时不易区分囊性和实性。

二、肝内胆管结石
(一)病理和临床概述

我国肝内胆管结石发病率约为 16.1 %,几乎全是胆红素钙石,由胆红素、胆固醇、脂肪酸与钙盐组成。可为双侧肝内胆管结石,也可限于左肝或右肝。肝内胆管结石的形成与细菌感染、胆汁滞留有关。肝内胆管结石与肝内胆管狭窄、扩张并存较多见,因此有胆汁的滞留。狭窄于两侧肝管均可见到,以左侧多见,也可见于肝门左、右肝管汇合部。主要临床表现有:①患者疼痛不明显,发热、寒战明显,周期发作;②放射至下胸部、右肩胛下方;③黄疸;④多发肝内胆管结石者易发生胆管炎,急性发作后恢复较慢;⑤肝大,肝区叩击痛;⑥多发肝内胆管结石者,多伴有低蛋白血症及明显贫血;⑦肝内胆管结石广泛存在者,后期常出现肝硬化、门静脉高压。

(二)诊断要点

(1)单纯肝内胆管结石或伴肝外胆管结石、胆囊结石,按 CT 表现可分 5 种类型:高密度结石、略高密度结石、等密度结石、低密度结石、环状结石。结石的 CT 表现与其成分有关,所以 CT 可以提示结石的类型。肝内胆管结石主要 CT 表现为管状、不规则高密度影,典型者在胆管内形成铸型结石,密度与胆汁相比以等密度到高密度不等,以高密度多见。结石位于远端较小分支时,肝内胆管扩张不明显;结石位于肝内较大胆管者,远端小分支扩张。

(2)肝内胆管结石可以伴感染,主要有胆管炎、胆管周围脓肿等。CT 表现为胆管壁增厚,有强化。对胆管周围脓肿,CT 示胆管周围片状低密度影或呈环形强化及延迟强化。

(3)肝内胆管结石伴胆管狭窄,CT 可以显示结石情况及逐渐变细的胆管形态。

(4)肝内胆管结石伴胆管细胞癌,CT 增强扫描可以在显示肝内胆管结石及扩张胆管的同时,对肿块的位置、大小、形态及其对周围肝实质侵犯情况进行精确分析。动态增强扫描有特异性表现,依表现分肝门型和周围型。肝门型主要表现有,占位近侧胆管扩张,70 % 以上可显示肿块,呈中度强化。局限于腔内的小结节时,可以显示胆管壁增厚和强化,腔内软组织影和显示中断的胆管。动态增强扫描呈延迟强化,具有较高的特异性。周围病灶一般较大,在平扫和增强扫描中,都表现为低密度,多数病例有轻度到中度强化,以延迟强化为主,常伴有病灶内和(或)周围区域胆管扩张。

(三)鉴别诊断

肝内胆管结石容易明确诊断,主要需要对肝内胆管结石伴间质性肝炎与胆管细胞癌进行鉴别。

(四)特别提示

肝内胆管结石的影像学检查一般选择 B 超检查、CT 和 MRI。单纯的胆管结石较少,伴有胆管炎、胆管狭窄的居多,MRCP(磁共振胰胆管成像)可以完整显示胆管系统,是一项重要的检查项目。但单纯 MRCP 对伴有胆管细胞癌或不伴胆管扩张的胆管结石显示效果不佳,CT 和 MRI 及增强扫描的意义重大(图 8-5)。

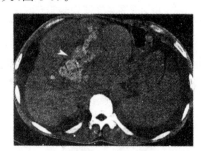

图 8-5 肝内胆管结石

注:CT 显示左肝内胆管内多发结节状高密度灶,肝内胆管扩张,肝脾周围少量积液

三、肝脏挫裂伤

(一)病理和临床概述

肝脏由于体积大、肝实质脆性大、包膜薄等特点,在腹部受到外力撞击容易产生闭合伤,多由高处坠落、交通意外引起。肝脏挫裂伤临床表现为肝区疼痛,严重者失血性休克。

(二)诊断要点

1.肝包膜下血肿

包膜下镰状或新月状等、低密度区,周围肝组织弧形受压。

2.肝实质血肿

肝内圆形、类圆形或星芒状低密度灶。

3.肝撕裂

多条线状低密度影,边缘模糊(图 8-6)。

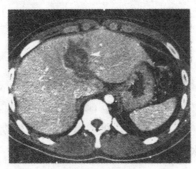

图 8-6　肝撕裂

注:CT 显示肝左叶内片状低密度灶,边缘模糊,增强扫描内部轻度不均质强化

(三)鉴别诊断

结合病史,容易诊断。

(四)特别提示

CT 检查能准确判断肝外伤的部位、范围、肝实质损伤和大血管的关系,为外科决定手术或保守治疗提供重要依据。

四、肝脓肿

(一)病理和临床概述

肝脓肿是肝内常见炎性病变,分细菌性、阿米巴性、真菌性、结核性肝脓肿等,以细菌性、阿米巴性肝脓肿多见。肝脓肿病理改变可分为 3 层结构:中心为组织液化坏死;中间为含胶原纤维的肉芽组织;外周为移行区域,为伴有细胞浸润及新生血管的肉芽组织。临床有肝大、肝区疼痛、发热及白细胞计数升高等急性感染表现。

(二)诊断要点

平扫肝实质见圆形或类圆形低密度病灶,中央为脓腔,密度均匀或不均匀,CT 值高于水,有时可见积气或液平面。脓腔壁为较高密度环状阴影,急性期可见壁外水肿带,边缘模糊。增强扫描脓肿壁明显环状强化,中央坏死区无强化,称"双环征",代表强化脓肿壁及水肿带。

"双环征"和脓肿内积气为肝脓肿特征性表现(图 8-7)。

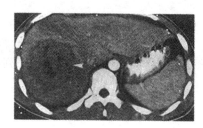

图 8-7　肝脓肿

注:CT 检查显示肝右叶类圆形混杂密度团块,增强扫描脓肿壁见环
状强化,外缘见晕征,中心区域低密度脓腔未见强化

(三)鉴别诊断

肝癌、肝转移瘤,典型病史及"双环征"有助于肝脓肿诊断。

(四)特别提示

临床起病急、进展快,有助于肝脓肿诊断,不典型病例需随访观察。

五、肝硬化

(一)病理和临床概述

肝硬化是以肝脏广泛纤维结缔组织增生为特征的慢性肝病,正常肝小叶结构被取代,肝细
胞坏死、纤维化,肝组织代偿增生形成再生结节,晚期肝脏体积缩小。引起肝硬化的主要原因
有乙肝、丙肝、酗酒、胆道疾病、寄生虫等。早期无明显症状,后期可出现腹胀、消化不良、消瘦、
贫血、颈静脉怒张、肝脾大、腹水等症状。

(二)诊断要点

(1)肝叶比例失调,肝左叶、尾叶常增大,右叶萎缩,肝裂增宽,肝表面凹凸不平,表面呈结
节状,晚期肝硬化肝体积普遍萎缩。

(2)肝脏密度不均匀,肝硬化再生结节为相对高密度,动态增强扫描见强化。

(3)脾大(大于 5 个肋单位),脾静脉、门静脉扩张及侧支循环建立,出现胃短静脉、胃冠静
脉及食管静脉曲张,部分患者见脾肾分流。

(4)腹水,表现为腹腔间隙水样密度灶。少量腹水常积聚于肝脾周围,大量腹水时肠管受
压聚拢,肠壁浸泡水肿(图 8-8)。

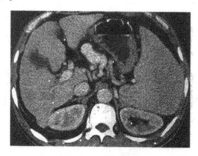

图 8-8　肝硬化

注:CT 检查显示肝脏体积缩小,肝叶比例失调,脾大,门静脉扩张伴侧支血管形成

(三)鉴别诊断

弥漫性肝癌,增强扫描动脉期肝内结节明显强化及门静脉癌栓、甲胎蛋白(AFP)显著升高

等征象均有助于肝癌诊断。

(四)特别提示

CT 可直观显示肝脏形态和轮廓改变,观察肝密度改变,可初步判断肝硬化程度。可全方位显示肝内血管,为经颈静脉肝内门腔内支架分流(TIPSS)手术的操作进行导向。

六、脂肪肝

(一)病理和临床概述

脂肪肝指肝内脂类代谢异常,诱发三酰甘油和脂肪酸在肝内聚积、浸润和变性,分局灶性脂肪肝及弥漫性脂肪肝两种。常见原因有肥胖、糖尿病、肝硬化、激素治疗及化疗等。临床表现为肝大、高脂血症等症状。

(二)诊断要点

(1)局灶性脂肪肝,表现为肝叶或肝段局部密度减低,密度低于脾脏,无占位效应,其内见血管纹理分布。

(2)弥漫性脂肪肝,表现为全肝密度降低,肝内血管异常清晰(图 8-9)。

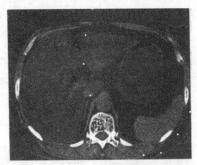

图 8-9 脂肪肝

注:CT 检查显示肝脏平扫密度均匀性减低,低于脾脏密度,肝内血管纹理异常清晰

(3)常把肝/脾 CT 比值作为脂肪肝治疗后的观察指标。

(三)鉴别诊断

肝癌、血管瘤、肝转移瘤,局限性脂肪肝或弥漫性脂肪肝中残存肝岛有时呈圆形或类圆形,易误诊为肿瘤或其他病变。增强扫描表现、无占位效应、无门脉肝静脉阻塞移位征象,可作为鉴别诊断依据。

(四)特别提示

对于肝岛、局灶性脂肪肝及脂肪肝基础上伴有病变的检查,MRI 具有优势。

七、肝细胞腺瘤

(一)病因病理及临床表现

肝细胞腺瘤与口服避孕药或合成激素有关,肿瘤由分化良好、形似正常的肝细胞组织构成,无胆管,表面光滑,有完整假包膜。主要见于年轻女性,多无症状,停用避孕药则肿块可以缩小或消失。

(二)诊断要点

平扫为圆形低密度块影,边缘锐利。少数为等密度,增强扫描动脉期较明显强化。有时肿瘤周围可见脂肪密度包围环,为该肿瘤特征。

(三)鉴别诊断

(1)肝癌:与肝细胞癌相比,腺瘤强化较均匀,无结节征象。

(2)局灶性结节增生:中央瘢痕为其特征。

(3)血管瘤:"早出晚归",可多发。

(四)特别提示

肝腺瘤在 CT 上与其他实质性肿瘤表现相似,不易做出定性诊断。若有长期口服避孕药史,可供诊断参考。

八、肝脏局灶性结节增生

(一)病因病理及临床表现

肝脏局灶性结节增生(hFNH),是一种相对少见的肝脏良性富血供占位性病变。病变常为单发,易发生于肝包膜下,边界多清晰,但无包膜,病理表现为实质部分由肝细胞、库普弗(Kupffer)细胞、血管和胆管等组成,肝小叶的正常排列结构消失。肿块内部有放射性纤维瘢痕,瘢痕组织内包含一条或数条供血滋养动脉为其病理特征。多见于年轻女性,通常无临床症状。

(二)诊断要点

平扫表现为等或略低密度,中央瘢痕为更低密度。动态增强扫描 hFNH 表现基本恒定,表现为动脉期明显均匀强化(中央瘢痕除外),程度强于肝细胞肝癌及海绵状血管瘤,门脉期强化程度降低,略高于正常肝组织,中央瘢痕一般延时强化(图 8-10)。

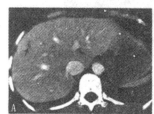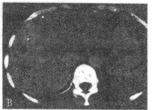

图 8-10　肝脏局灶性结节增生

注:CT 检查显示增强扫描肝右前叶类圆形团块强化,中央星芒瘢痕延迟期强化

(三)鉴别诊断

主要与肝细胞肝癌鉴别,hFNH 无特殊临床症状,中央瘢痕为其特征。

(四)特别提示

CT 可动态反映病灶血供特点,定性能力强。对于不典型者,放射性核素扫描和 MRI 检查的意义较大。

九、血管平滑肌脂肪瘤

(一)病因病理及临床表现

血管平滑肌脂肪瘤(HAML),是一种较为少见的肝脏良性间叶性肿瘤,由血管、平滑肌和脂肪 3 种成分以不同比例组成。随着病理诊断水平的不断提高,近年来对其报道逐渐增多,但由于该瘤的形态学变异多样化,大多数病例易误诊为癌、肉瘤或其他间叶性肿瘤。

(二)诊断要点

病理成分的多样化导致临床准确诊断 HAML 存在一定困难。根据 3 种组织成分的不同比例可将血管平滑肌脂肪瘤分为 4 种类型。①混合型,各种成分比例基本接近(脂肪10 %～70 %)。混合型 HAML 是 HAML 中常见的一种类型,CT 平扫为含有脂肪的混杂密度,各种成分的比例相近,增强扫描动脉期软组织成分有明显强化,多数能持续到门静脉期,病灶中心或边缘可见高密度血管影(图 8-11A～B)。②平滑肌型,根据其形态分为上皮样型、梭形细胞型等。平滑肌型 HAML 中脂肪含量小于 10 %,动脉期及门静脉期强化都略高于周围肝组织,但术前准确诊断困难(图 8-11C～E)。③脂肪型(脂肪≥70 %),脂肪型 HAML 影像学表现相对有特征性,脂肪影是其特征性 CT 表现之一。因此,在 CT 扫描时发现有低密度脂肪占位可高度怀疑 HAML(图 8-11F)。④血管型,血管型 HAML 诊断依靠动态增强扫描。大多数此类 HAML 在注射对比剂后 40 s,病灶达到增强峰值,延迟期(超过 4 min)病灶仍然强化,强化方式酷似血管瘤,鉴别诊断困难,主要靠病灶内含有脂肪及中心高密度点状血管影加以区分。

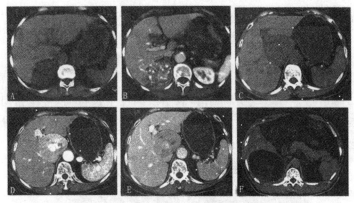

图 8-11　血管平滑肌脂肪瘤

A～B 为混合型:可见脂肪低密度及软组织影、增强的血管影;C～E 为上皮样型:实质内未见明显脂肪密度,中央可见粗大畸形的血管影,增强扫描为"快进快出"模式;F 为脂肪型,大部分为脂肪密度

(三)鉴别诊断

脂肪型 HAML 首先要与肝脏含脂肪组织的肿瘤鉴别:①脂肪瘤及脂肪肉瘤,CT 值多在－60 Hu 以下,而且无异常血管及强化组织,脂肪肉瘤形态不规则,边缘不光滑。②局灶性脂肪肝,常呈扇形或楔形,无占位表现,其内有正常血管穿过。③肝癌病灶内脂肪变性,分布弥散,边界不清,伴有液化坏死和血管侵犯,有肝硬化和甲胎蛋白升高。④髓源性脂肪瘤,由于缺乏血供,血管造影缺乏血供或少血供。

平滑肌型 HAML 需要与肝癌、血管瘤、腺瘤等相鉴别:①肝细胞癌,增强扫描"早进早出",动脉期多为明显强化,呈高密度,但门静脉期及平衡期强化不明显,密度相对低于周围正常肝组织。血管平滑肌脂肪瘤的软组织成分在门静脉期仍呈稍高密度,脂肪成分少的 HAML容易被误诊为肝癌。②肝脏转移瘤或腺瘤,鉴别诊断主要依赖于病史,瘤内出血、坏死有助于鉴别肝腺瘤。③血管 HAML 的强化方式和血管瘤的强化方式相似,在平衡期仍然为较高密度。肝血管瘤由扩张的血管及血窦组成,血窦内衬内皮细胞,有厚薄不一的纤维隔,其血供特点为"快进慢出",在增强扫描时强化密度与肝动脉相近,动脉期、门静脉期多为明显强化,而平衡期多为稍高密度。较大的肝血管瘤内可有纤维化,呈低密度,与血管平滑肌脂肪瘤内含脂肪的低密度明显不同,因而鉴别诊断主要依靠 HAML 内有脂肪成分及中心血管影。

(四)特别提示

动态增强多期扫描可充分反映 HAML 的强化特征,有助于提高 HAML 诊断的准确性,但是对不典型病灶必须结合临床病史和其他影像检查方法,CT 引导下细针抽吸活检对 HAML 诊断很有帮助。少脂肪的 HAML 可以行 MRI 同相位、反相位扫描。

十、肝脏恶性肿瘤

(一)肝癌

1.病因病理及临床表现

肝癌是成人常见的恶性肿瘤之一,肝癌患者大多有肝硬化背景。肝癌有三种组织学类型:肝细胞型、胆管细胞型、混合细胞型。肿瘤主要由肝动脉供血,易发生出血、坏死、胆汁淤积。肿块大于 5 cm 为巨块性,小于 5 cm 为结节性,细小癌灶广泛分布为弥漫性。纤维板层癌为一种特殊类型肝癌,以膨胀性生长、较厚包膜及瘤内钙化为特征,好发于青年人,无乙型肝炎、肝硬化背景。

2.诊断要点

(1)肝细胞型肝癌,表现为或大或小、数目不定低密度灶。CT 值低于正常肝组织 20 Hu 左右。有包膜者边缘清晰。若边缘模糊不清,表明浸润性生长特征,常侵犯门静脉及肝静脉。有些肿瘤分化良好,平扫呈等密度。增强扫描表现多种多样,通常动脉期癌灶明显不均匀强化,门静脉期及延迟期快速消退,即所谓"快进快出"强化模式(图 8-12)。

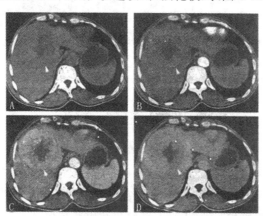

图 8-12 肝癌的平扫、动脉期、门静脉期及延迟扫描

注:CT 显示动脉期扫描肝脏右叶病灶明显强化,见条状供血血管影。门静脉
期及延迟期扫描病灶强化程度降低,见假包膜强化

(2)胆管细胞型肝癌,平扫为低密度肿块,增强动脉期无明显强化,门静脉期及延迟期边缘强化并向中央扩展。发生在较大胆管者,可见肿瘤近端胆管呈节段性扩张(图 8-13)。

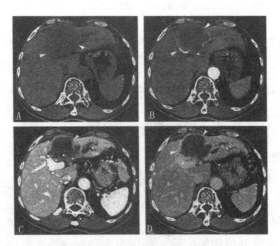

图 8-13 左肝外叶胆管细胞型肝癌

A.左肝外叶萎缩,平扫可见肝内低密度肿块;B~D.左肝肿块逐渐强化,边缘不规则

3.鉴别诊断

同肝血管瘤、肝硬化再生结节、肝转移瘤等区别,乙型肝炎病史、AFP 升高、肝内胆管结石及门静脉癌栓等均有助于肝癌诊断。

4.特别提示

一般肝癌通过典型 CT 表现、慢性肝病史、AFP 升高可确诊。部分不典型者可通过影像引导下穿刺活检明确诊断。

(二)肝转移瘤

1.病因、病理及临床表现

由于肝脏为双重供血,其他脏器恶性肿瘤容易转移至肝脏,尤以门静脉为多,故消化系统肿瘤转移占首位,其次为肺、乳腺等肿瘤。肝转移性肿瘤多为结节或圆形团块状,中心易发生坏死、出血和囊变,钙化较常见。

2.诊断要点

可发现 90 % 以上的肿瘤,表现为单发或多发圆形低密度灶,大部分病灶边缘较清晰,密度均匀,CT 值为 15~45 Hu,若中心坏死则囊变密度更低,若有出血、钙化则局部为高密度。增强扫描瘤灶边缘变清晰,呈花环状强化,称"环靶征",部分病灶中央延时强化,称"牛眼征"(图 8-14)。

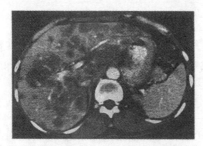

图 8-14 乳腺癌肝转移

注:CT 检查显示肝内见广泛低密度结节及团块状转移瘤,边界较清,增强扫描边缘环状强化

3.鉴别诊断

同肝癌、肝血管瘤、肝硬化再生结节、局灶性脂肪肝等鉴别,结合原发病灶,一般诊断不难。

4.特别提示

结合原发病灶进行诊断:多血供肿瘤有平滑肌肉瘤、肾癌、甲状腺癌、胰岛细胞瘤;少血供肿瘤有胃癌、胰腺癌及恶性淋巴瘤;黏液腺癌易产生钙化;结肠癌、平滑肌肉瘤易发生出血、坏死;直肠癌可为单发巨大肿块;卵巢癌常见肝包膜种植转移。

十一、肝脏血管性病变

(一)肝海绵状血管瘤

1.病因、病理及临床表现

海绵状血管瘤,起源于中胚叶,由中心静脉和门静脉发育异常所致。由大小不等的血窦组成,血窦内充满血液,与正常肝组织间有薄的纤维包膜。瘤体小至数毫米,大至数十厘米,直径大于 4 cm 称巨大血管瘤。小血管瘤无症状,巨大血管瘤引起压迫症状,血管瘤破裂可致肝内或腹腔出血。

2.诊断要点

平扫为圆形或类圆形低密度灶,边缘清晰,密度均匀。动态增强扫描动脉期病灶周边结节或环状强化,门静脉期逐渐向中心充填,延迟期(5~10 分钟)病灶大部或全部强化。整个强化过程称"早出晚归",为血管瘤特征性征象。巨大血管瘤可见分隔或钙化,内部多有纤维、血栓及分隔而不强化(图 8-15)。

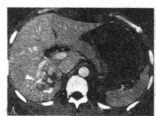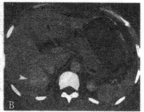

图 8-15　肝海绵状血管瘤

注:增强扫描示右肝病灶边缘结节环状强化,平衡期病灶被充填呈高密度改变

3.鉴别诊断

肝转移瘤、肝细胞癌的"快进快出"强化模式与血管瘤容易鉴别,转移瘤一般有原发病史,且呈环状强化。

4.特别提示

CT 是诊断血管瘤的主要手段,但若未做延迟扫描或时间掌握不好,可能会误诊。特别是伴有脂肪肝的患者,CT 诊断较困难,可选用 MRI 检查,MRI 诊断血管瘤有特征性表现。

(二)巴德-基亚里综合征

1.病因病理及临床表现

巴德-基亚里综合征(BCS)是指肝静脉流出道阻塞和由此引起的相应表现,阻塞可以发生于肝与右心房之间的肝静脉或下腔静脉内。BCS 是一种全球性疾病,其发病率、病因、病变类型及临床表现具有一定地域性。在亚洲,BCS 多由下腔静脉膜闭塞所致,多无明确病因。临床主要表现为下腔静脉梗阻和门静脉高压症状,发病年龄以 20～40 岁多见,男性略高于女性,如诊断不及时可以导致肝实质纤维化、肝硬化甚至肝衰竭而死亡。BCS 依据病变类型和阻塞部位可分为肝静脉阻塞型、下腔静脉阻塞型及肝静脉下腔静脉均阻塞型。

2.诊断要点

CT 表现有以下特征:①肝静脉和(或)下腔静脉明显狭窄或闭塞。CT 可以直接显示肝静脉和下腔静脉的情况。②肝实质内呈网格状改变或局部低密度影,增强扫描时呈渐进式强化,肝淤血的局部区域有相对减弱的动脉血流,窦后压力增高,门静脉血流减慢。门静脉高压征象包括腹水、胆囊水肿、胆囊静脉显示、侧支循环形成等。③肝内侧支血管,在 CT 增强上表现多发"逗点状"异常强化灶,为扭曲襻状血管,尤其在延迟期扫描可以显示肝内迂曲高密度影。④肝硬化改变,伴或不伴轻度脾大。⑤肝脏再生结节,病理检查中,60 %～80 %的 BCS 患者肝内可见到大于 5 mm 的多发再生结节,也称腺瘤性增生结节或结节样再生性增生。通常为散在多发,圆形或类圆形,边界清楚,大小不等,通常直径为0.2～4 cm,少数可有 7～10 cm。部分位于周边的结节可引起肝轮廓改变(图 8-16)。

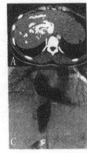
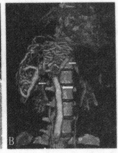
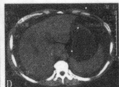
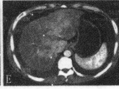
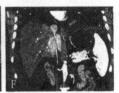

图 8-16　巴德-基亚里综合征

A、B.CT 增强延迟扫描和 VRT 重建,可见肝中、右静脉造影剂滞留,下腔静脉内造影剂滞留明显;C.DSA 下腔静脉造影可见膜状物;D～F 为另一例患者,男,45 岁,平扫肝脏密度不均匀,有腹水,增强扫描可见肝实质明显不均匀强化,冠状位重建可见下腔静脉肝内段明显受压

3.鉴别诊断

(1)多发性肝转移瘤,其强化多为边缘强化,多个转移结节呈明显均一强化者少见,与 BCS 再生结节不同,结合其他影像学表现及临床资料不难鉴别。

(2)与可能合并的肝细胞癌进行鉴别,肝细胞癌有其特征性的"快进快出"强化模式,血浆甲胎蛋白浓度的升高可提示肝细胞癌的发生。

(3)肝脏局灶性结节增生(hFNH),hFNH 延迟扫描可以有进一步强化,但鉴别意义不大,因为两者都是属于肝细胞及血管等间质过度增殖形成的良性结节。

4.特别提示

MRI 和 CT 能很好地显示肝脏实质信号或密度的改变,增强以后能清楚地显示血管结构及血供变化情况。另外,MRI 可以多方位做肝血管成像,最大限度显示血管结构而不用静脉注射造影剂。特别是对于那些血管病变严重或肝静脉开口闭塞,即使行血管造影也难以显示的血管结构,能够清楚地显示。相位敏感技术及 MRI 血管造影有助于评价门静脉通畅度和血流方向。超声检查是诊断 BCS 的首选检查方法,可为临床病变的定位、分型提供可靠的诊断,但局限性在于不能全面评价凝血块或肿瘤累及下腔静脉或肝静脉的情况。静脉造影是诊断的金标准,目前采用介入方法治疗 BCS 已十分普遍。

(三)肝小静脉闭塞病

1.病因病理及临床表现

肝小静脉闭塞病是指肝小叶中央静脉和小叶下静脉损伤导致管腔狭窄或闭塞而产生的肝内窦后性门静脉高压症。本病的致病原因据目前所知有两大类:一是食用含吡咯烷生物碱的植物或被其污染的谷类;二是癌肿化疗药物和免疫抑制药的应用。另有文献认为,肝区放疗 3~4 周,对肝照射区照射剂量超过 35 Gy 时也可发生本病。含吡咯烷生物碱的植物与草药有野百合、猪屎豆、千里光(又名狗舌草)、土三七等。

病理表现:急性期肝小叶中央区肝细胞由于静脉回流不畅而出血坏死,无炎细胞浸润;亚急性期肝小叶、肝小静脉支内皮增生、纤维化致管腔狭窄,出现血液回流障碍,周围有广泛的纤维组织增生;慢性期呈同心源性肝硬化的表现。

急性期起病急骤,上腹剧痛、腹胀、腹水,黄疸、下肢水肿少见,有肝功能异常;亚急性期的特点是持久性的肝大,反复出现腹水;慢性期表现以门静脉高压为主。

2.诊断要点

(1)CT 平扫:肝大,密度降低,严重者呈"地图状"、斑片状低密度,有中到大量腹水。

(2)增强动脉期:肝动脉呈代偿改变,血管增粗、扭曲,肝脏可有轻度的不均匀强化。

(3)门静脉期:特征性的"地图状"、斑片状强化和低灌注区;肝静脉显示不清,下腔静脉肝段明显变扁,远端不扩张亦无侧支循环,下腔静脉、门静脉周围"晕征"或"轨道征",胃肠道多无淤血表现(图 8-17)。

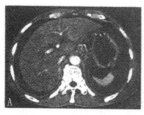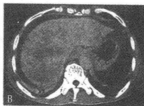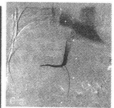

图 8-17　肝小静脉闭塞病

A、B、C 三图为该患者服用土三七 20 天后出现腹水、肝功能损害。CT 示肝淤血改变,肝静脉未显示,门静脉显示正常,侧支循环较少。造影见下腔静脉通畅,副肝静脉显示良好

(4)延迟期:肝内仍可有斑片、"地图状"的低密度区存在。

3.鉴别诊断

巴德-基亚里综合征:主要指慢性型,约 60 %的患者伴躯干水肿、侧腹部及腰部静脉曲张、下腔静脉梗阻的表现,而肝小静脉闭塞病无这种表现;CT 平扫及增强可发现 BCS 的梗阻部位,肝内和肝外侧支血管形成等血流动力学改变。

4.特别提示

对临床有明确病史、符合肝脏 CT 3 期增强表现特征者,可以提示肝小静脉闭塞病的诊

断,并根据平扫和增强前后的肝实质密度改变程度和肝内血管的显示清晰程度,提供临床对肝脏损害程度的判断。明确诊断应行肝静脉造影和肝穿刺活检。临床无特异性治疗。

(四)肝血管畸形

1.病理和临床概述

肝血管畸形分为先天性肝血管畸形和特发性肝血管畸形两类。前者为遗传性出血性毛细血管扩张症(HHT)的肝血管异常表现的一部分,较为多见;后者为单纯肝血管畸形,而无其他部位或脏器的血管畸形。文献报道,HHT 有4个特征:家族性、鼻咽部出血、脏器出血及内脏动静脉畸形。一般认为如果上述症状出现 3 项即可诊断 HHT,其在肝脏的发生率占总发生率的 8 %,主要的临床表现为肝硬化,继而出现肝性脑病、食管静脉曲张及充血性心力衰竭等。HHT 的病变主要累及毛细血管、小静脉及小中动脉,表现为毛细血管扩张、动静脉畸形及动静脉瘘。这种改变可累及皮肤、黏膜、肺、胃肠道、肝脏和中枢神经系统,肝脏受累概率为 8 %～31 %,可形成肝硬化改变。特发性肝动脉畸形仅指肝动脉异常,而无其他脏器和部位的血管畸形,但同 HHT 比较,两者的肝动脉畸形改变是类似的。

2.诊断要点

CT 和增强造影示患者有典型的肝内动静脉瘘,肝血管畸形有许多伴发改变,如增粗肝动脉压迫局部胆管,可使胆管扩张,出现血流动力学改变,导致肝大、尾叶萎缩等(图 8-18)。

增强扫描动脉期肝实质灌注不均匀,可见斑片状强化区与夹杂其间的散在点状强化,腹腔动脉及肝内动脉明显增宽、扭曲,同时伴肝脏增大,动脉期全肝静脉清晰显影。门静脉期肝实质密度强化基本均匀,门静脉一般无明显异常改变。

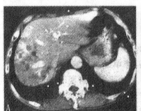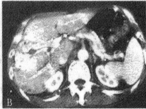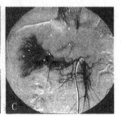

图 8-18　特发性肝血管畸形

A、B、C 为 CT 检查显示动脉期肝内异常强化灶,门静脉提前出现。造影见肝动脉杂乱,肝静脉、门静脉提前出现

3.鉴别诊断

肿瘤所致动静脉瘘,可见肝脏肿块,有临床病史,一般可以鉴别。

4.特别提示

双期螺旋 CT、CTA、MRA 能特别有助于显示血管畸形的血流特征及空间关系,同时可以发现肝脏动静脉畸形的其他伴发表现,这些很难被其他影像技术很好地显示,可以充分反映病灶的影像学特征,为诊治提供可靠的影像学信息。动态增强 MRA 也可以直观显示肝动脉畸形改变,是超声检查和传统 CT 不可比拟的。肝动脉造影是诊断肝血管畸形的金标准。

第五节　胃十二指肠常见疾病的 CT 诊断

一、溃疡性疾病

(一)病理和临床概述

胃十二指肠溃疡是消化道常见疾病,十二指肠较胃多见,与胃酸水平及幽门螺杆菌感染有关。病理表现为胃壁溃烂缺损,形成壁龛。临床表现为长期反复上腹疼痛。

(二)诊断要点

CT、MRI 对胃十二指肠溃疡的诊断价值不大,尤其是良性溃疡;恶性溃疡较不典型时表现为胃壁不规则增厚或腔外软组织肿块。

(三)鉴别诊断

需活检,与溃疡型胃癌鉴别。

(四)特别提示

溃疡性病变主要靠钡剂造影或胃镜诊断,CT 在观察溃疡穿孔、恶变等方面有一定优势。

二、憩室

(一)病理和临床概述

十二指肠憩室多见,胃憩室少见。病因不清,可能与先天性肠壁发育薄弱有关,病理为多层或单层肠壁向腔外呈囊袋状突出,多位于十二指肠内侧。单纯憩室无症状,合并憩室炎或溃疡可有上腹痛、恶心、呕吐等症状。

(二)诊断要点

CT 表现为圆形或卵圆形囊袋状影,与肠腔关系密切,CT 三维重组常见一窄颈与肠腔相连。其内密度混杂,含有气体、液体和高密度对比剂。十二指肠乳头旁憩室常引起胆管及胰管扩张(图 8-19)。

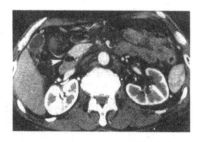

图 8-19　胃十二指肠球后憩室

注:CT 显示十二指肠降部前方类圆形空气集聚

(三)鉴别诊断

胃十二指肠憩室具有典型表现,行钡剂造影检查一般可确诊。

(四)特别提示

对于胆管、胰管扩张患者,在排除结石及肿瘤后,应考虑十二指肠壶腹部憩室可能。

三、胃淋巴瘤

(一)病理和临床概述

胃淋巴瘤起源于胃黏膜下层淋巴组织,肿瘤局限于胃肠壁及其周围区域淋巴结,也可继发全身恶性淋巴瘤。临床症状除上腹痛、消瘦及食欲减退外,可有胃出血、低热等。

(二)诊断要点

胃壁广泛或节段性增厚,胃腔变形缩小,增厚胃壁密度较均匀。增强扫描增厚胃壁呈均匀强化,其强化程度较皮革样胃低。可有肾门上下淋巴结肿大或广泛主动脉旁淋巴结肿大,常侵犯胰腺(图 8-20)。

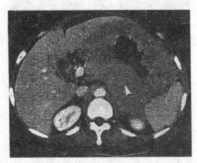

图 8-20　**胃淋巴瘤**

注:CT 检查显示胃体部胃壁弥漫性增厚,强化均匀,胃腔狭窄

(三)鉴别诊断

需与胃癌鉴别,胃壁增厚、胃腔缩小不明显、较少侵犯胃周脂肪层及增强强化效应不及胃癌等征象有助于胃淋巴瘤诊断。

(四)特别提示

CT 对检出早期淋巴瘤比较困难,但能充分显示中晚期淋巴瘤的病变全貌。病变确诊依靠活检。

四、胃间质瘤

(一)病理和临床概述

胃间质瘤是一类独立来源于胃间叶组织的非定向分化肿瘤,以往将其诊断为平滑肌或神经源性肿瘤,多数间质瘤为恶性,好发于胃体,以膨胀性、腔外性生长为主,肿瘤越大恶性可能越大。临床表现为进行性上腹疼痛,有呕血及柏油样便,可触及包块。

(二)诊断要点

肿瘤较大,常在 5 cm 以上。腔外肿块常向腹腔薄弱区域突出,肿块密度不均,有坏死囊变,增强扫描呈中等度不均质强化。腔内肿块部分凹凸不平,可见溃疡龛影。腔外肿块有向邻近结构浸润现象(图 8-21)。

(三)鉴别诊断

同胃癌、肝肿瘤、胃淋巴瘤等鉴别,膨胀性、腔外性生长有助于胃间质瘤诊断。

(四)特别提示

CT 重建有助于判断肿瘤起源部位。要明确病理诊断必须进行光镜检查及免疫组化检测。

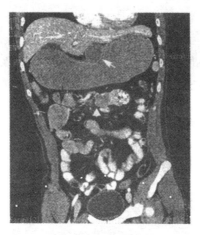

图 8-21　多发间质瘤

注:CT 显示胃小弯及十二指肠旁腔外肿块,密度不均,有坏死囊变,增强扫描呈中等度不均质强化

五、胃癌

(一)病理和临床概述

胃癌在我国居消化道肿瘤发病率首位。病因至今不明,好发年龄为 40～60 岁,可发生在胃任何部位,以胃窦、小弯、贲门常见。胃癌起于黏膜上皮细胞,都为腺癌。早期胃癌临床症状轻微,进行期胃癌表现为上腹痛、消瘦及食欲减退。

(二)诊断要点

胃壁局限或广泛增厚,胃腔狭窄,胃腔内形成不规则软组织肿块,表面凹凸不平,早期扫描肿瘤强化明显。周围组织受侵时表现为胃周脂肪层模糊消失,腹腔腹膜后淋巴结增大,常伴肝转移(图 8-22)。

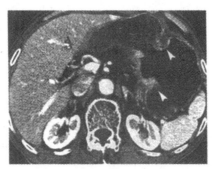

图 8-22　胃癌

注:CT 显示胃小弯侧前、后壁不规则增厚,后壁见浅大腔内溃疡,增强扫描动脉期明显强化

(三)鉴别诊断

胃平滑肌瘤,边界光整规则,瘤内易出现出血坏死、囊变及钙化,有套叠征、胃溃疡。

(四)特别提示

胃肠造影检查只能观察胃腔内结构,CT 检查意义在于发现胃周结构侵犯情况、腹腔腹膜后有无淋巴结转移等,对临床分期有重要意义。

第六节　肠道常见疾病的 CT 诊断

一、肠梗阻

肠梗阻是临床最常见的急腹症之一,可见于各年龄段。肠梗阻的病因很多,其临床表现复杂多变且无特异性,不但引起肠管本身功能的改变,并且导致全身性正常生理功能紊乱。腹部 X 射线平片对肠梗阻的诊断具有重要作用,但对 20 ％～52 ％的病例尚不能做出肯定诊断,对梗阻原因、有无闭襻和绞窄的诊断价值十分有限。钡剂检查对明确结肠梗阻有一定的诊断价值,并对小儿肠套叠有重要治疗意义,但对不完全性小肠梗阻价值有限,并存在使不完全性小肠梗阻患者梗阻程度加重的危险。螺旋 CT 作为一种先进的无创性检查技术,具有良好的密度分辨率和时间分辨率,对气体和液体分辨均很敏感,将 X 射线腹部平片上相互重叠的组织结构在横断面显示清晰,结合其强大的后期处理功能,能全面显示和判断肠梗阻是否存在、梗阻部位及程度、梗阻原因,CT 发现有无闭襻和绞窄可比出现临床症状、体征早数小时,并且在肿瘤引起梗阻的病灶性质判断、周围情况显示、分期等方面具有显著的优越性,越来越被广泛认可。

肠梗阻一般可以分为机械性肠梗阻、动力性肠梗阻(包括假性肠梗阻)、血运性肠梗阻三大类,其中大部分为机械性肠梗阻。机械性肠梗阻按照梗阻的病变位置可以分为肠壁、肠腔内和肠腔外三种。本节简单介绍以下几种常见的和部分罕见但可能会导致严重并发症的机械性肠梗阻类型,以便读者认识,在临床工作中能综合分析和进行正确诊断。

(一)肿瘤性肠梗阻

1.病理和临床概述

肠道肿瘤是引起肠梗阻的重要原因之一。肿瘤性肠梗阻临床表现为腹痛,腹胀,呕吐,肛门停止排便、排气。

2.诊断要点

可显示梗阻近、远端肠管情况,以阳性对比剂充盈肠管并追踪梗阻点,以重组分析梗阻段情况,常能显示肠腔或肠壁肿块,同时显示供血动脉及引流静脉。

以下 CT 表现支持肠道恶性肿瘤:①肠壁肿块局部僵硬,较明显强化,中央有坏死;②移行带狭窄不规则,肠壁不规则增厚;③淋巴结肿大(图 8-23)。

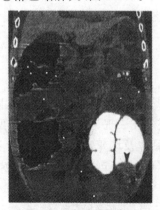

图 8-23　肿瘤性肠梗阻

注:三维重建显示降结肠腔内充盈缺损,手术病理为肿瘤性肠梗阻

3.鉴别诊断

炎症、粘连、粪石性肠梗阻,发现肠道内不均匀肿块和淋巴结肿大有助于肿瘤性肠梗阻的诊断。

4.特别提示

小肠是内镜检查盲区,螺旋CT的应用使诊断肠梗阻发生了革命性变化,它能分析梗阻原因,明确梗阻部位。

(二)肠扭转

1.病理和临床概述

肠扭转是严重急腹症,以小肠多见,原因有先天发育异常、术后粘连、肠道肿瘤、胆道蛔虫及饱餐后运动等。另外,小肠内疝(部分小肠疝入手术形成空隙)实质上也是肠扭转。临床表现为急性完全性肠梗阻,常在体位改变后剧烈腹痛。

2.诊断要点

(1)漩涡征:肠曲及肠系膜血管紧紧围绕某一中轴盘绕聚集(图 8-24)。

(2)鸟嘴征:扭转开始后未被卷入"涡团"的近端肠管充气、充液而扩张,紧邻漩涡肠管呈鸟嘴样变尖。

(3)肠壁强化减弱、靶环征及腹水:由肠扭转时造成局部肠壁血运障碍所致,靶环征指肠壁环形增厚并出现分层改变,为黏膜下层水肿增厚所致。

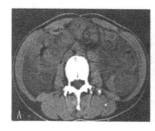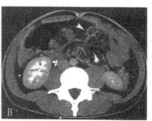

图 8-24 肠扭转

A.肠系膜血管 360°旋转,呈典型漩涡征,同时见肠管梗阻、肠壁水肿及腹水;B.可见附属肠系膜血管"漩涡征"

3.鉴别诊断

肠道肿瘤、其他原因肠梗阻。

4.特别提示

诊断肠扭转必须具备肠管及肠系膜血管走行改变,即肠管及血管漩涡征。CT 扫描在诊断肠扭转时具有明显优势。

(三)肠套叠

1.病理和临床概述

肠套叠指一段肠管套入邻近肠管,并导致肠内容物通过障碍。常由系膜过长或肠道肿瘤所致,以回盲部或升结肠多见。婴幼儿表现为突然发生的阵发性剧烈腹痛、哭闹、果酱样血便。成人肠套叠常继发于肿瘤、炎症、粘连及坏死性肠炎等,最常见的是脂肪瘤。临床表现为不全性肠梗阻或完全性肠梗阻,症状不典型,并可以因反复肠套叠而反复出现腹部包块。

2.诊断要点

肠套叠可以分 3 类:小肠-小肠型,小肠-结肠型,结肠-结肠型。以小肠-结肠型最为常见。

典型征象:出现三层肠壁,最外层为鞘部肠壁,第二层为套入之折叠层肠壁,第三层为中心套入部肠腔。鞘部及套入部均可有对比剂或气体,呈多层靶环状表现,即"同心圆征"或"肠内肠征"。原发病灶一般位于肠套叠的头端(图 8-25)。CT 重建可见肠系膜"血管卷入征"。

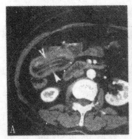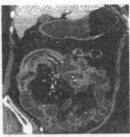

图 8-25　肠套叠

注:A、B 两图为 CT 检查的横断位增强扫描和冠状位重建,因套叠部长轴与扫描层面平行,表现为肾形或香肠状,并可见肠系膜动脉嵌入,即"肠内肠征"及"血管卷入征"

3.鉴别诊断

肠道肿瘤,CT 重建有助于鉴别。

4.特别提示

CT 扫描及重建对肠套叠有非常重要的价值,对原发病的检出也有重要意义。少部分坏死性肠炎及慢性肠套叠 CT 征象不典型,需密切结合临床诊断。

(四)粘连性肠梗阻

1.病理和临床概述

粘连性肠梗阻的诊断与治疗是临床上一个棘手问题,而及时正确的诊断,对患者治疗效果甚至预后有重大影响。以往,肠梗阻的诊断一般依赖于传统 X 射线平片,但螺旋 CT 的应用显著提高了粘连性肠梗阻的定性、定位诊断正确率。粘连性肠梗阻主要继发于腹部手术后,由于以不全性肠梗阻为主,大部分病例临床症状较轻,以反复腹痛为主。

2.诊断要点

(1)梗阻近端的肠管扩张和远端肠塌陷。

(2)在梗阻部位可见移行带光滑。

(3)增强扫描肠壁局部延迟强化,但肠壁未见增厚。

(4)局部见"鸟嘴征"、粘连束带及假肿瘤征(图 8-26)。

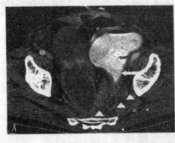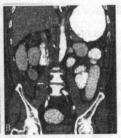

图 8-26　粘连性肠梗阻

A.在梗阻部位可见移行带光滑,肠壁未见明显增厚,但局部后期强化更明显,近端肠管扩张,并可见局部粘连束带,后方见光整移行带及粘连束带,局部呈"鸟嘴征";B.在单纯回肠末端粘连性肠梗阻病例的多平面重建(MPR),可见回肠末端呈鸟嘴样改变,梗阻段肠管明显变细,其外可见束带影

3.鉴别诊断

其他原因所致肠梗阻,如肠道肿瘤、肠扭转等。

4.特别提示

针对一些有反复不全性肠梗阻症状的患者,行螺旋 CT 扫描及各种方法重组,对肠梗阻定性、定位诊断具有重要临床价值。

(五)肠内疝

1.病理和临床概述

肠内疝、小肠内疝是罕见的肠梗阻原因之一,分先天性、后天性小肠内疝两种,及时正确诊断并进行手术治疗对抢救患者生命具有重大意义。胚胎发育期,中肠的旋转与固定不正常将导致肠内疝。腹腔内会有一些腹膜隐窝或裂孔形成,如十二指肠旁隐窝、回盲肠隐窝、回结肠隐窝、小网膜孔(Winslow 孔)、肠系膜裂孔等。后天性小肠内疝常见于胃空肠吻合术后,上提的空肠襻与后腹膜间可形成间隙,另外还有末端回肠与横结肠吻合后形成系膜阀隙等。一个正常的腹腔内并无压力差,肠管的各种运动(主要是蠕动)和肠内容物之重力作用,以及人体位突然改变,致使肠管脱入隐窝、裂孔或间隙。由于肠管的蠕动,进入孔洞的肠曲增多,无法自行退回则会发生嵌闭、扭转、绞窄,甚至坏死。部分内疝由于肠管的运动,可自行退回复位,这就是间断出现发作性或慢性腹痛的原因。小肠内疝临床表现不典型,一直以来,正确的术前诊断都是难点和重点。

2.诊断要点

(1)左侧十二指肠旁疝:①胃、胰腺之间囊性或囊袋状肿块,重建观察与其余腹内肠管相连,为移位、聚集的小肠。②肠系膜血管异常征,包括肠系膜血管聚集、牵拉、扭转与充盈,肠系膜血管干左移或右移,超过一个主动脉宽度,并可见粗大的肠系膜血管进入病灶内。③肠系膜脂肪延伸进入病灶内;滑动薄层块最大强度投影法(STS-MIP)观察,有时可见疝口;其他肠段移位,可见十二指肠第四段受压移位(图 8-27)。

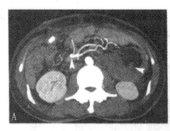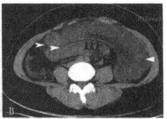

图 8-27　肠内疝

A.左侧十二指肠旁疝 STS-MIP 重建显示,肠系膜上动脉主干移位,超过 1 个主动脉宽度(上箭头),并可见肠系膜脂肪与病变内脂肪相连续;B.先天性肠系膜裂孔所致的空、回肠内疝,部分肠襻经裂孔向左侧疝入(右向箭头),肠系膜血管受牵拉,所累肠管因水肿呈"靶环征"及少量腹水(左向箭头)

(2)经肠系膜疝的主要征象有:①肠管或肠襻聚集、移位、拥挤、拉伸及"鸟嘴征",肠襻经肠系膜裂孔疝入后,继续蠕动进入更多肠襻,可以显示聚集拥挤的肠襻;②其附属肠系膜血管异常征,包括肠系膜血管聚集、牵拉、扭转与充盈等,上述征象在 STS-MIP 重建时可以观察到;③肠系膜脂肪延伸进入病灶内,可见附属于疝入肠襻的肠系膜脂肪受牵连进入;④其他肠段移位,原来位置的腹腔空虚及疝入小肠襻对该位置的肠管推移;⑤可见疝口;⑥并发肠扭转时,可以显示为肠管及附属肠系膜血管的"漩涡征"。

(3)其他继发性征象有:①肠梗阻,位于疝口附近的近端肠管有梗阻扩张积液征象;②靶环征,为疝入肠管缺血水肿所致;③腹水,早期可较少,位于疝入侧的结肠隐窝内,后期明显增加,提示绞窄性梗阻甚至有坏死并弥漫性腹膜炎趋势。

3.鉴别诊断

粘连性肠梗阻,肠扭转,左侧十二指肠旁疝,腔外型胃间质瘤,肠道肿瘤,其他原因肠梗阻。

4.特别提示

螺旋 CT 扫描及 MPR、STS-MIP 重建对小肠内疝的诊断具有重要价值,在检查急腹症或肠梗阻患者时,发现肠管或肠襻聚集、移位、拥挤、拉伸及"鸟嘴征",附属肠系膜血管有充盈、拥挤,其他肠段移位等异常征象时,并且临床上有腹部手术史,或有慢性间歇性腹痛史,应该考虑到此病的可能。

(六)胆石性肠梗阻

1.病理和临床概述

胆石性肠梗阻最早(1896)由布弗雷(Bouveret)报道,以胃的幽门部梗阻为特征,主要是指由于胆结石(多数为较大的胆囊结石)通过胆肠瘘移行在胃的远侧部分或十二指肠近侧部分,所造成的胃肠输出段的梗阻石性肠梗阻,是临床上极为少见的肠梗阻类型。许多较小的胆结石通过胆囊与十二指肠之间瘘管后,可以滑入小肠而引起小肠梗阻。患者有胆囊结石及慢性胆囊炎病史,临床症状和体征缺乏特异性,主要包括恶心、呕吐和上腹部疼痛等非特异性征象。

2.诊断要点

确诊胆石性肠梗阻的直接征象为:①肠腔内胆结石;②胆囊与消化道之间瘘管。

有第一直接征象,且有以下任意 2 种间接征象可以确诊为胆石性肠梗阻:①肠梗阻;②胆囊塌陷及胆囊与十二指肠之间边界不清;③胆囊和胆管积气(图 8-28)。

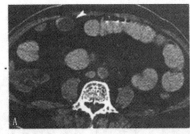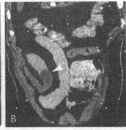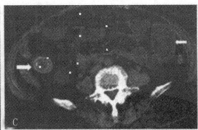

图 8-28 胆石性肠梗阻

A、B 阴性结石所致的肠梗阻,可见空回肠交界处低密度灶,局部肠壁有强化;C 为阳性结石所致的肠梗阻,可见回肠近端同心圆样结石密度灶(大箭头),近端肠管扩张(小箭头)

3.鉴别诊断

与粪石性肠梗阻、肿瘤性肠梗阻、粘连性肠梗阻鉴别。

4.特别提示

胆石性肠梗阻是临床上极为少见的肠梗阻类型,由于胆石性肠梗阻发病年龄较大,并发症较多,手术的风险性也随之增加,据文献总结,其病死率高达33%。螺旋CT在诊断胆石性肠梗阻上具有高度的敏感性和特异性。

(七)粪石性肠梗阻

1.病理和临床概述

粪石性肠梗阻的粪石主要是某些食物中含有的鞣酸成分遇胃酸后形成胶状物质,胶状物质与蛋白质结合成为不溶于水的鞣酸蛋白,再与未消化的果皮、果核及植物纤维等相互凝集而成的。粪石嵌入小肠引起粪石性肠梗阻。临床症状和体征同胆石性肠梗阻。

2.诊断要点

(1)大部分粪石在CT上呈类圆形、相对低密度,有筛状结构及"气泡征",与大肠内容物相似,但小肠内容物一般无此形态,增强无强化。

(2)粪石性肠梗阻的一般CT征象(图8-29)。

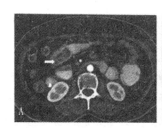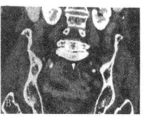

图8-29　粪石性肠梗阻

A.空肠内粪石呈卵圆形低密度灶(箭头),内部有气泡征;B.回肠粪石冠状位重建,可见粪石呈低密度影(横箭头),内有气泡及筛状结构,远端肠管塌陷(下箭头)

3.鉴别诊断

与胆石性肠梗阻、肿瘤性肠梗阻、粘连性肠梗阻、肠套叠鉴别。

4.特别提示

结合临床病史,螺旋CT在粪石性肠梗阻的定位、定性上具有高度的敏感性和特异性,可为临床正确诊断与治疗提供重要依据。

二、肠道炎症

(一)克罗恩病

1.病理和临床概述

小肠克罗恩病(Crohn disease)是一种原因不明的疾病,多见于年轻人。表现为肉芽肿性病变,合并纤维化和溃疡。好发于末端回肠,同时常侵犯回肠和空肠。临床常表现为腹痛、慢性腹泻。

2.诊断要点

受累肠管的肠壁及肠系膜增厚,肠管狭窄,邻近淋巴结肿大,出现炎性软组织肿块,邻近腹腔内脓肿或瘘管形成(图8-30)。

3.鉴别诊断

(1)肠结核,其他部位有结核病灶者有助于诊断,鉴别困难可行抗结核药物实验性治疗。

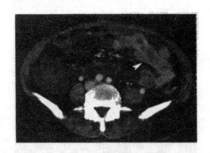

图 8-30　小肠克罗恩病

注:CT检查显示左侧小肠肠壁增厚、强化,相应肠管狭窄,远端肠管正常(箭头)

(2)肠淋巴瘤,小肠多发病灶,有腹腔淋巴结肿大,临床表现更明显。

(3)慢性溃疡性空回肠炎,肠管狭窄和扩张,临床腹痛腹泻明显。

4.特别提示

小肠插管气钡双重造影是诊断克罗恩病的首选方法。CT 扫描的作用在于显示病变侵入腹腔的情况,可明确腹部包块的性质和腹腔内病变范围。

(二)肠结核

1.病理和临床概述

肠结核好发于回盲部,也可见于空回肠和十二指肠,多见于青壮年人。以肠壁和相邻淋巴结的纤维化和炎症为特征。临床常表现为腹痛、腹泻和便秘交替、低热等。

2.诊断要点

病变肠管狭窄,肠壁增厚,邻近淋巴结肿大。若伴有结核性腹膜炎,则可显示腹水和腹膜增厚。

3.鉴别诊断

克罗恩病、肠淋巴瘤。增殖型肠结核同淋巴瘤有时鉴别困难,淋巴瘤范围广,淋巴结肿大,肠道受压移位,伴有肝脾大。

4.特别提示

小肠钡剂造影是诊断肠结核的主要方法。

三、肠道肿瘤

(一)小肠腺癌

1.病理和临床概述

小肠腺癌肿瘤起源于肠黏膜上皮细胞,好发于十二指肠降段和空肠,多见于老年男性。病理上分肿块型和浸润狭窄型。肿瘤向腔内生长或沿肠壁浸润,产生梗阻症状。

2.诊断要点

肠壁局限性增厚或肿块形成,近端肠腔梗阻扩张,增强扫描病变不均质强化,可伴肠系膜淋巴结肿大。部分腺癌呈局部肠壁水肿增厚改变,但增强扫描有不均匀强化(图 8-31)。

3.鉴别诊断

(1)十二指肠布氏腺增生,增强扫描为均匀强化,同肠壁表现相仿。

(2)小肠淋巴瘤,病灶常呈多发改变。

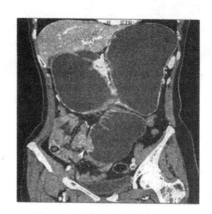

图 8-31　小肠腺癌

注:CT冠状位重建可见局部肠管狭窄、肠壁明显增厚,增强扫描有不均匀强化,近端肠管明显扩张

4.特别提示

小肠造影是诊断小肠肿瘤的常用方法。CT有助于显示肿块大小、形态、范围,以及同周围器官的关系、转移情况。必要时可行CT引导下穿刺活检。

(二)小肠淋巴瘤

1.病理和临床概述

小肠淋巴瘤可原发于小肠,也可为全身淋巴瘤的一部分。淋巴瘤起源于肠壁黏膜下层淋巴组织,向内浸润黏膜,使黏膜皱襞变平、僵硬,向外侵入浆膜层、系膜及淋巴结。临床常有高位肠梗阻症状。

2.诊断要点

肠壁增厚,肠腔狭窄,局部形成肿块,病变向肠腔内、外生长,增强扫描病变轻中度强化。肠系膜及后腹膜常受累(图8-32)。

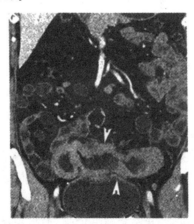

图 8-32　小肠淋巴瘤

注:CT增强扫描后冠状位重建可见下腹部回肠肠壁明显增厚,范围较广,肠腔未见明显狭窄,增强扫描呈中度均匀强化

3.鉴别诊断

同小肠腺癌、小肠克罗恩病等鉴别。

4.特别提示

小肠造影是诊断小肠肿瘤的常用方法。CT 有助于显示肿块大小、形态、范围,以及同周围器官的关系、转移情况。必要时可行 CT 引导下穿刺活检。

(三)结肠癌

1.病理和临床概述

结肠癌为常见消化道肿瘤,好发于直肠及乙状结肠。病理多为腺癌,分增生型、浸润型、溃疡型。临床常有便血及肠梗阻症状。

2.诊断要点

结肠或直肠壁不规则增厚,累及部分或全周肠壁,肠腔内见分叶或菜花状肿块,晚期肠腔狭窄并侵犯浆膜,肠外脂肪层密度增高,周围淋巴结肿大。增强扫描病灶强化较明显(图 8-33)。

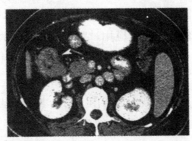

图 8-33　结肠癌

注:CT 检查示结肠肝曲肠壁不规则增厚,局部见菜花状肿块突入肠腔,相应肠腔狭窄

3.鉴别诊断

(1)肠结核,病灶多同时累及盲肠、升结肠和回盲部,表现为管腔狭窄变形,三维重建有助于诊断。

(2)溃疡性结肠炎,常先累及直肠和左半结肠,病变呈连续状态,无明显肿块。

4.特别提示

在日常工作中,部分肠梗阻患者因梗阻存在,临床不能行内镜检查,常不能明确梗阻原因,而行 CT 检查能较明确地诊断结肠癌。

参考文献

[1] 孟庆民，洪波，王亮，等. 临床医学影像诊断技术［M］. 青岛：中国海洋大学出版社，2019.

[2] 刘诚. 临床影像技术与诊断［M］. 长春：吉林科学技术出版社，2019.

[3] 林志艳，周友俊，刘慧临，等. 临床影像检查方法与诊断分析［M］. 北京：科学技术文献出版社，2019.

[4] 孙善见. 临床影像学新进展［M］. 昆明：云南科技出版社，2019.

[5] 秦俭. 医学影像检查技术与临床诊断应用［M］. 北京：科学技术文献出版社，2019.

[6] 狄显强. 临床医学影像学［M］. 长春：吉林科学技术出版社，2019.

[7] 刘吉刚. 医学影像检查与诊断的临床应用［M］. 赤峰：内蒙古科学技术出版社，2019.

[8] 魏国贤，鹿存芝，蔡克涛，等. 现代疾病影像学检查与诊断［M］. 北京：科学技术文献出版社，2019.

[9] 杨全山，李飞，于冬，等. 肿瘤诊断影像指南［M］. 长春：吉林科学技术出版社，2019.

[10] 唐忠仁，杨海英，徐志文，等. 临床影像学诊断与技术［M］. 北京：科学技术文献出版社，2019.

[11] 武艺. 新编医学影像技术临床应用［M］. 长春：吉林大学出版社，2019.

[12] 张志强. 当代影像诊断学［M］. 长春：吉林科学技术出版社，2019.

[13] 翟瑞桥. 实用影像诊断与临床应用［M］. 2版. 长春：吉林科学技术出版社，2019.

[14] 陈辉，武宜，肖园园，等. 临床影像技术与诊疗应用［M］. 北京：科学技术文献出版社，2019.

[15] 王磊，葛东泉，徐莉丽，等. 医学影像诊断学［M］. 天津：天津科学技术出版社，2019.

[16] 山君来，张亮，翟树校，等. 临床 CT、MRI 影像诊断［M］. 北京：科学技术文献出版社，2019.

[17] 菅吉华. 临床疾病影像诊断［M］. 2版. 长春：吉林科学技术出版社，2019.

[18] 赵静，陈全义，梁晓峰，等. 影像学技术与诊断要点［M］. 长春：吉林科学技术出版社，2019.

[19] 郭丽，钟志伟，袁宁璐，等. 现代医学影像学基础与诊断实践［M］. 昆明：云南科技出版社，2019.

[20] 李奔辉. 医学影像技术与诊断治疗应用［M］. 昆明：云南科技出版社，2019.

[21] 姜凤举. 实用医学影像检查与临床诊断［M］. 长春：吉林科学技术出版社，2019.

[22] 谢宗源，陈志辉，刘杰，等. 医学影像技术与诊疗应用［M］. 北京：科学技术文献出版社，2019.

[23] 白明. 医学影像诊断［M］. 哈尔滨：黑龙江科学技术出版社，2019.

[24] 吕冀，韩红梅，孙振成，等. 实用临床常见医学影像诊断［M］. 北京：科学技术文献出版社，2019.

［25］牟玲. 实用临床医学影像［M］. 北京：科学技术文献出版社，2019.

［26］索峰. 现代医学影像诊断与临床［M］. 长春：吉林科学技术出版社，2019.

［27］莫莉. 临床医学影像诊断精粹［M］. 长春：世界图书出版公司长春有限公司，2019.

［28］李莉. 当代医学影像诊断思维［M］. 哈尔滨：黑龙江科学技术出版社，2021.

［29］黄政，潘昌杰，樊秋兰，等. 新编实用医学影像诊断学［M］. 长春：吉林科学技术出版社，2019.

［30］杨君东，卓军，何寿地，等. 影像学基础与诊断要点［M］. 哈尔滨：黑龙江科学技术出版社，2019.

［31］周友俊，李治，张辉，等. 现代医学影像基础与疾病诊断［M］. 北京：科学技术文献出版社，2019.